管理栄養士・栄養士のための

やさしく学べる！

EBN入門

健康情報・栄養疫学の
理解と実践にむけて

著
佐々木由樹
Sasaki Yuki

講談社

［本文デザイン］
鮎川　廉

［漫画・イラスト］
榊ショウタ

はじめに

　こんにちは。管理栄養士の佐々木由樹です。
　突然ですが、みなさん日々のお仕事で、"栄養情報"について疑問や不安を抱いたことはありませんか？　少なくとも一度くらいはそのように感じた経験があるのではないでしょうか？
　それもそのはずです。世の中に"栄養"に関する情報がどれだけ溢れているか、ご存知ですか？　インターネットで検索（「Google」で2019年2月1日に検索）したところ、

- 「栄養」で検索　約1億9,100万件ヒット
- 「栄養　効果」で検索　約1億1,900万件ヒット
- 「食事　健康」で検索　約2億4,300万件ヒット

このように、たくさんの情報が出回っているご時世です。これはインターネットだけの話ですから、テレビ、雑誌、新聞、専門家から聞いた話などを含めれば、私たちは日々どれだけ多くの"栄養情報"に触れているのか、想像するのさえ難しい状況です。
　さらに"栄養情報"の話をややこしくしているのは、情報の信頼性です。
　「これは信頼できそうだ」といった情報から、「う〜ん、これは半分正しいと思うが、半分は怪しい感じがする」「これは筆者の想像の世界でしょう。完全にアウト！」なものまで、バラエティに富んでいます。
　そのような多種多様な"栄養情報"のなかから、あなたは、今自分が知りたい、最も正確であろう情報を、どのように入手していますか？　反対に、読む必要性が低い情報を、どのように判断していますか？　また、調べた情報を、一般の方にどのように伝えていますか？
　それらを解決してくれるひとつが、**栄養疫学**と**EBN**（Evidence based nutriton：根拠に基づく栄養）です。
　本書では、栄養疫学とEBNの基本的な考え方をもとに、

- 信頼性の高い栄養情報の入手の仕方
- 栄養情報の読み方のポイント
- 栄養情報を伝えるポイント

をわかりやすくお伝えします。特に日常の業務で忙しい方が多いと思いますので、

これらを**短時間で実践できるテクニック**を、できるだけ多く伝えられるように意識して書きました。
　そのような内容ですので、本書のターゲットは、

- 現場で働く、管理栄養士・栄養士
- 栄養に関して広く浅く知っておきたい、医療・介護の専門職
- 栄養情報を書く機会が多い、ライター

を想定しています。栄養分野の研究者や、研究者をめざす学生の方は、本書で紹介するような方法ではなく、もっと丁寧に情報を調べ、吟味する必要があります。教科書や専門書で、基礎からきちんとした知識を得るようにしてください。

　さて、本書では、管理栄養士の千夏とともに、栄養情報をどのように入手し、判断し、まとめたらよいのかを、実践を通じて学んでいきます。
　第1章では、「なぜ栄養情報を判断する必要があるのか？」の基本となるEBN（Evidence based nutrition：根拠に基づく栄養）を紹介します。EBMやEBNと聞いてピンとくる方は、この章は飛ばして、2章から読みはじめても構いません。第2・3章では、千夏といっしょに具体的な事例に対して、情報を批判的にみる方法や、情報の確からしさを見極める練習をしていきます。第4章は、栄養の文献を読むために必要最低限知っておきたい疫学や統計の用語を紹介します。第5～7章では、あるテーマに対して、実際に、確からしい栄養情報を探して、自分なりの解釈をまとめることにチャレンジしていきます。
　本書を読み終わる頃には、あなたはきっと、患者さんの食事方針の決定をうまくサポートでき、患者さんや他の専門職からの質問にも自信をもって答えることができるようになります。また、栄養情報をわかりやすくまとめることができるようになります（そのようになってくださることを願っています）。
　それではページをめくって、EBNと栄養疫学のはじめの一歩を踏み出しましょう！

2019年2月

佐々木由樹

謝　　辞

　本書の刊行にあたり、多くの方にご協力をいただきました。
　某雑誌に掲載された私を見つけ、「8年前からこの企画を練っていたのです」と言って会社に駆け込んできてくださった講談社サイエンティフィクの堀恭子さん。堀さんは「EBN実践のきっかけになる本をつくりたいと思っていました」と言い、私に書籍を執筆する機会を与えてくれました。企画から今日に至るまで、長い時間がかかってしまいましたが、最後まで私に熱意を与え続けてくれました。
　そしてこの執筆ですが、自分の散らかった知識を整理する必要がありました。大学院で学んだ私ではありますが、いざ執筆すると、あいまいに記憶していたことや知らないことに何度も何度もぶつかりました。特にEBNの根幹にある栄養疫学という科学に関して不足している事柄については、栄養疫学者であられる今村文昭先生（英国ケンブリッジ大学）が、さまざまなことをご教授くださいました。今村先生には、本文中に掲載したエビデンスや論文の紹介、解説文の修正などもしていただきました。本来であれば、そのような箇所はすべて今村先生のお名前を掲載すべきですが、多岐にわたっているため、先生にご了解をいただいたうえで、すべて割愛しています。また本書は、私の経験をもとに現場で栄養業務をしている方々を対象に考えた内容・構成であり、その背景にある栄養疫学について至らない点が多いにもかかわらず今村先生にはご協力していただきました。
　さらに、研究室の先輩である児林聡美先生（東京大学大学院医学系研究科公共健康医学専攻、社会予防疫学分野特任助教）も、私の稚拙な文章を細部までチェックし、さまざまな助言をしてくださいました。両先生には紙面では言い尽くせないほど、感謝の気持ちでいっぱいです。
　そして、プロ漫画家の榊ショウタさん。どうしても読者にとって聞きなれない用語が多くなってしまう本書において、いかに読者に"身近"に感じてもらえるか。それを、実現すべく、親しみのあるキャラクターやストーリーで表現してくださいました。さらには、同僚である株式会社リンクアンドコミュニケーションの管理栄養士のみなさんにも、いかに読みやすい内容にするか、読者の視点でのアドバイスを数多くいただきました。
　このような多くのプロフェッショナルのお力添えをいただき、本書は完成しました。この場を借りて、心よりお礼申し上げます。

2019年2月

佐々木由樹

CONTENTS

はじめに iii
謝　辞 v

第1章　EBNってなに？ 1
1.1　根拠とはなにか？ 2
1.2　EBNは研究者用で、臨床とは別物？ 3
1.3　EBN実践のメリット 6
Column：栄養情報、ほんとにあったコワイ話①
　　　　～知らないうちに、トンデモな情報の発信者に !?～ 12

第2章　この情報、あなたはどうみる？ 15
2.1　「健康情報あるある」、どう見抜く？ 16
Column：あら探しではなく、"批判的吟味" 32

第3章　情報の"確からしさ"を意識しよう！ 33
3.1　"エビデンス"ってなに？ 34
3.2　エビデンスにレベルがある !? 35
3.3　疾病ガイドラインとエビデンスレベル 36
3.4　専門家の意見 38
3.5　症例報告・ケーススタディ（case report） 40
3.6　集団を対象とした研究の種類 42
3.7　記述疫学研究（descriptive epidemiological study） 43
3.8　生態学的研究（ecological study） 45
3.9　横断研究（cross-sectional study） 47
3.10　コホート研究（cohort study） 49
3.11　症例対照研究（case-control study） 53
3.12　介入研究（intervention study） 55
3.13　システマティックレビュー、メタアナリシス（metaanalysis） 60
3.14　学会発表 65
事例クイズ 1～4 67

第4章 これだけはおさえておきたい疫学・統計用語 ... 79

- 4.1 データのバラツキ（分布）を表す用語 ... 80
- 4.2 結果の確からしさを表す用語 ... 90
- 4.3 有意 ... 94
- 4.4 2群の検定 ... 97
- 4.5 2種類以上のデータの関連 ... 99
- 4.6 リスクや確率の比を表現する用語 ... 105

第5章 エビデンスを探して、読んでみよう！ ... 111

- 5.1 既存資料から探す ... 112
- 5.2 PubMedで探す ... 117
- 5.3 論文の読み方 ... 136
- Column：PubMedの検索キーワードで困ったら…… ... 158
- Column：栄養情報、ほんとにあったコワイ話②
  〜孫引きの怖さを知ろう！〜 ... 161

第6章 EBNを実践しよう！ ... 163

- 6.1 EBNの実践 ... 164
- 演習1〜3 ... 182
- 演習の回答例 ... 184
- Column：栄養情報、ほんとにあったコワイ話③
  〜ジコチューなEvidence based〜 ... 190

第7章 素朴な疑問にエビデンスベースドで答えよう！ ... 193

- おわりに ... 223
- 索　引 ... 225

登場人物の紹介

千夏

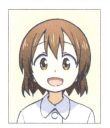

- 管理栄養士7年目
- 病院で栄養指導を中心に仕事に邁進中。
- 元気で明るい性格だが、勉強が苦手。

冬美

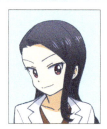

- 管理栄養士の先輩
- 厳しく千夏を叱りつつも、なんだかんだ面倒をみてくれる。
- アラサー独身女子

トモコ

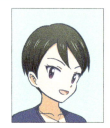

- 千夏の親友
- 広告代理店勤務

秋山先生

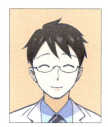

- 千夏と同じ病院の医師
- 糖尿病専門医
- 千夏の片想いの相手

糖田さん

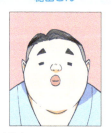

- 糖尿病患者

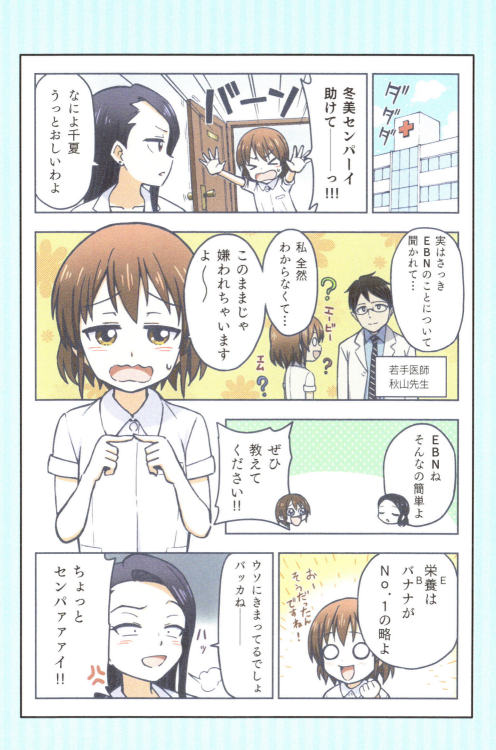

第1章 EBNってなに？

1.1 根拠とはなにか？

　この本のテーマである"栄養情報"を扱ううえで欠かせないのが"EBN（Evidence based nutrition）"の考え方です。エビデンスは「根拠」、ニュートリションは「栄養」ですから、直訳すると、"根拠に基づいた栄養"という意味になります。ただし、注意したいのは"根拠"の部分で、この本でとり扱う栄養学や医学の世界では、"科学的根拠"と解釈されることが多いです。

　では、"根拠"と、"科学的根拠"は何が違うのでしょうか？

　千夏が居酒屋で、食材Xを親友のトモコにすすめている例を使っていっしょに考えてみましょう。次の例を見てください。

> **例1**
> 「母と私が食材Xを食べたら、次の日、肌がツルツルになったのよ。だから、トモコもXを食べてみたら？」
>
> **例2**
> 「10万人の調査で、この食材Xを1回あたり30g、週2回以上食べていた人は、ほとんど食べていなかった人より肌の保湿性が10％高かったんだって。だから、トモコもXを食べてみたら？」

　例1と例2は両方、下線部分で、ある根拠に基づいて食材Xをすすめているように思えますが、例1は個人の感想であり、これは"科学的根拠"とはいいません。"科学的根拠"とは、調査や実験を、どのような方法で行い、どの程度の効果が現れたのかなど、再現性を含めて研究し、その事実を忠実に反映した情報をいいます。したがって、例2のほうが"科学的

根拠"のイメージに近いといえるでしょう。しかし、例2のように細かく科学的根拠となる数字を挙げて会話をしても堅苦しいだけです。ことに居酒屋での友人どうしの話なので、見ず知らずの10万人の話よりも、すぐそばにいる1人の感想のほうが話に花が咲きます。しかも効果を目の前で確認することができるのですから、情報としての重みもあります。

では、これが居酒屋ではなく講演会だったらどうでしょうか？ 聴衆は栄養のプロである千夏の話を聴きにきています。その場合は、例2のような科学的根拠を示すのが、プロとしての話し方です。そして、もしそこに、自らも食べたら肌がツルツルになったといった実体験が加わるのであれば、よりその話題に興味をもってもらえるかもしれません。

1.2 EBNは研究者用で、臨床とは別物？

筆者が管理栄養士にEBNの話をすると、8割くらいの方は賛同してくださいますが、残り2割の方から批判をされます。批判される方の意見というのは、「EBNは研究者がやるもので、臨床とは別物だと思います」「エビデンス、エビデンスといっている人は、臨床をわかっていないからそういうのです」「食事は一人一人違うので、論文のデータは使えません」といったものです。そこであえて、

はっきりいいます。EBNは臨床や実践の対極ではありません！

では、EBNを理解するために、まずはEBM（Evidence based medicine：根拠に基づく医療）について紹介します。

EBMは、1990年にカナダのマックマスター大学のGuyatt博士が"Scientific Medicine（科学的医療）"というコンセプトを提唱したのがはじまりとされています。その後、1991年にGuyatt博士のチームが"EBM"を発表しました[1]。それまでの医療の世界では「医学は芸術」とみなされており、専門家の意見、経験、権威者の判断が意思決定の基礎だったようです[2]。それに対して、科学的アプローチに基づいて意思決定をしていこうと提唱したのがGuyatt博士のチームでした。

EBMが提唱されはじめた1990年代は、EBMの概念に対する批判や誤

解が多発し、討論が盛んにくり広げられた歴史的背景があります。それらを想像させる論文の編集後記[3]が存在するので紹介します。

> **Evidence based medicine is not "cookbook" medicine.**
> EBMは、医療の"料理ブック"ではありません。
> （筆者意訳：EBMは、そのとおりに料理すればおいしくできあがる料理レシピと同じものではありません。）
>
> **Because it requires a bottom up approach that integrates the best external evidence with individual clinical expertise and patients' choice, it cannot result in slavish, cookbook approaches to individual patient care.**
> EBMは、最良の外部エビデンスと臨床の専門家の知識を一体化させ、患者の意思決定を支える役割を果たします。したがって、患者に対し柔軟性のない隷属的なケアをすることではないのです。

おおまかにいうと、「EBMはこのとおりにやればよいと示すものではない！ エビデンスに専門的な知識を組み合わせ、患者さんの選択をサポートする、その一連の行為をいうのだ！」といったところでしょうか。

以上のことから、EBM実践では、次の3つがポイントになります。

> 1．利用可能で最良の科学的根拠
> 2．実践的・臨床的な専門知識
> 3．個々人の価値観に基づいた選択

EBMが広がる前は、患者さんや個人が得られる情報というと、専門職個人の経験や権威者の判断に基づいて与えられるものが多く、患者さんにとっては平等かつ十分な情報とはいいがたいものだったのです。EBMの登場以降、患者さんや個人には、エビデンスと専門的知見に基づいた情報（メリットやデメリット、身体的・社会的影響など）が選択肢として提示され、患者さんや個人は自分の価値観や好みを考慮し、患者さんと専門職がいっしょに治療方針を決めていくことが主流となりました。

では、話をEBNに戻し、EBMをEBNに置き換えて考えてみましょう。
　たとえば、全粒穀類（whole grains）が種々の疾患の予防に役立つ可能性は以前から報告されています。そこで栄養指導の際に、全粒穀類を1日約60ｇ（玄米ご飯だったら茶碗1杯分、全粒粉パンなら1枚分）摂っている人たちは、まったく食べない人たちに比べて、糖尿病の発症リスクが25％低い[4]ことを示すエビデンスを参考にしようと考えました[i]。
　しかし、この情報だけを伝えて、60ｇの全粒穀類をほぼ毎日続けて摂れるようになる人はどのくらいいるでしょうか？　そんなに多くはないはずです。
　では、ほぼ毎日60ｇの全粒穀類を摂るためにはどうすればよいのでしょうか？　ここで登場するのが栄養学における専門知識と、食の専門家としてのアイディアです。最初に、その人が普段どのような主食を食べているのか確認をします。そのアセスメントの結果、1日3食白米のご飯を食べている人だったらどうでしょうか。まずは1食だけ玄米に置き換えてもらうことを提案してみます。提案をすんなりと受け入れてくれる人もいれば、「玄米は食べづらいから…」と躊躇する人もいるでしょう。そこで躊躇した人には、白米と玄米を半々（または白米2：玄米1）にしてみるという方法を提案してみてはどうでしょうか。玄米を入れたご飯の炊き方は、炊飯器に白米と玄米を入れ、白米だけで炊く水の目盛りよりもほんの少し多めの水を入れればよいのです。玄米だからといって特別な処理は必要ありません、とても簡単です。ちなみに筆者はこの方法を用いています。このほかにも、大麦を白米の代わりにしても同じように炊くことができます。パン食の人には、全粒パン、ライ麦パン、オートミールをおすすめするのもよいかもしれません。さらに、そのときに簡単でおいしい調理法などもいっしょに伝えることができれば、もっと全粒穀類を摂りやすくなります。また、ほとんど外食や中食の人には、商品の原材料ラベルに、玄米、大麦、ライ麦、全粒粉などの言葉が表記してあるものを選ぶように提案します。

---

[i] 普通は論文一報だけの結果を栄養指導の際のエビデンスにすることはまれです。いくつかの論文で似たような結果が出ていたり、ガイドライン（日本のものだけではなく海外のものでよい）でも推奨されていることを確認してから栄養指導に用います。ここでは、話を簡単にするため、一報の結果を例としました。

このように、ただエビデンス情報を伝えるだけではなく、「既存のエビデンス情報に専門的知識を統合」して提案します。そして、対象者とともに実行しやすい方法を考えていきます。この「対象者といっしょに実行する内容を考える」ことも重要で、画一的な栄養指導よりも、その人の生活に合った個別の指導をしたほうがよい結果が得られるとの報告もあります[5]。

> **EBNのポイント**
> ❶利用可能な最良のエビデンス（科学的根拠）
> ❷エビデンス情報に、専門的知識を統合
> ❸患者・個々人の価値観に基づいた選択

　いかがでしょうか？　**EBNは臨床や実践の場と相反するものではなく、現場で患者さんや対象者との意思決定をサポートするための考え方である**ことがわかっていただけたでしょうか？
　本書では、このEBNの3つのポイントのうち、「①利用可能な最良のエビデンス（科学的根拠）」と、「②エビデンス情報に、専門的知識を統合」に焦点を当てて進めていきます。

1.3　EBN実践のメリット

　ここまで、EBNの概要について話をしました。ここからは、実際にEBNを実践することにより"誰にとって"、"どのような場面で"、"どのようなメリット"があるのか、または"EBNを実践しないとどのようなデメリットが生じるのか"を説明します。

1）栄養士、栄養情報を扱う医療職・ライターにとって
● 「患者さんや対象者との1対1」の場面で
　患者さんや対象者にEBNを実践することで、エビデンスと専門的知見に基づいた情報を選択肢として提示することができます。そして、それらの選択肢を用いて、患者さんや対象者とともに、より適した食事の方針を決めることができるのがメリットです。

● 「栄養情報の入手」の場面で

　EBNの3つのポイントのうちの、「①利用可能な最良のエビデンス（科学的根拠）」を入手する部分です。利用可能な最良のエビデンスを、すばやく調べられるようになると、世の中の都合のよい情報に惑わされることが少なくなります。また、自分自身で科学的な情報を調べることにより、自信をもってその情報を説明することができます。これができないうちは、既存の二次情報の孫引き（5章のコラム（p.161））をしてしまったり、講演などで他の先生がいっていたことを一次情報に立ち返らずに使ってしまいがちです。そして二次情報に頼ってばかりいると、その情報について突っこんだ質問をされるとオドオドしてしまい、詳しい説明ができず冷や汗をかくことになってしまいます。

● 「栄養情報の発信」の場面で

　EBNの3つのポイントのうちの「②エビデンス情報に、専門的知識を統合」が役に立つ部分です。いくら信頼できそうな情報であっても、「食物繊維を1日20g摂りましょう」「純アルコールは1日20gまでにしましょう」「食塩は1日8gまでにしましょう」と、お題目のようにくり返し伝えても、きっと誰も実行してくれません。実行したくても、伝えられた側は、どのように実生活で実践すればよいのかわからないからです。

　たとえば、1日に20gの食物繊維を摂るためには、どのような食事をし、どのように調理し、どのような食べ方をすると達成できるのか。さらには、対象者の生活状況がわかるのであれば、不足していると思われる量を補うために、今の食事をどのように改善すればよいのか。これらの情報が揃うことによって初めて「これはできそうだ、これは難しいだろう」と、対象者自身が実践できるかどうかを判断する段階に入れます。

　"栄養情報の発信"は、その情報の受け手に、何かしらの有意義な情報を伝え、健康のために少しだけ行動を起こしてもらうことを目的としています。EBNを実践することによって、その目的を達成しやすくなるのです。

2）患者さん・対象者、一般の生活者にとって

　患者さんや対象者、一般の生活者にとってのEBN実践のメリットは、EBNが実践されなかったときのデメリットと比較するとわかりやすいです。

　過去に科学的根拠に基づいた選択がなされなかったために、とても痛ましい死亡事故が起こってしまったことがあります。2009年、ある助産師が、統合療法のひとつであるホメオパシーに過大な期待をし、新生児に対してビタミンK_2シロップの代わりにホメオパシーで推奨されているレメディ（砂糖水のようなもの）を投与し、その結果、新生児はビタミンK欠乏性出血で亡くなってしまった事故です[6]。

　筆者の身近な例では、テレビ制作会社が発信する（視聴率のみが目的と思われるような）ウケ狙いの栄養情報や、企業が発信する自社にとって都合のよい（自社にとって都合の悪い部分は隠した）栄養情報を、鵜呑みにしてしまっている複数の患者さんがいます。問題なのは、「これを食べて●●（病名）が治った」という情報を信じてしまい、今までコツコツ行っていた標準的な治療をおろそかにしてしまうことです。さらにたちが悪い例は、ネットワークビジネスをしている非専門家が、「自分はこのことについて深く勉強した」といい（実際は、商品についてよい側面の話だけを聞いているだけのこと）、友人知人に紹介し、これまで病院で継続してきた治療をやめさせてしまい、その商品を食べつづけさせた結果、心身の状態を悪化させてしまったことです。しかも、それを"好転反応"だと称し、よい兆候だと嘯いていたのです。このとき、怒りが収まりませんでした。

　前述したホメオパシーをはじめとした統合医療による事件を背景に、国民生活安全対策委員会がまとめた報告書があります[7]。報告書では、統合療法の影響を、健康被害の観点から、「無害/人体には無害であるが金銭的な負担が大きいもの/無害ではあるが通常の医療の受療を阻害するもの/人体に害を与えるもの」に分類できるのではないかと記載しています。ここで重要なのは、人体に直接影響を与えるものだけではなく、間接的な（行っている治療をやめてしまう、経済的負担が増える）ことも影響範囲だととらえているところです。直接の影響はなくても、標準治療をやめて病気が悪化したり、標準治療をすすめる家族と仲が悪くなってしまったり、経済的な負担が増えてつらい思いをしている人たちを筆者は見てきたから

です。
　こうした事例の被害者のことを思うと、気の毒でなりません。それと同時に、一人の管理栄養士として、栄養情報のあり方に責任を感じます。EBNを実践することにより、このように偏った情報だけに傾倒し、健康状態を悪化させてしまう人を、少なくできるのではないかと思います。EBNを実践しないことのデメリットを解消するために、一人でも多くの管理栄養士・栄養士にEBNを実践してほしいです。

3）企　業
　今や専門職の人や一部の栄養情報ライターだけが、EBNの重要性を認識しているだけではダメな時代です。経営者や健康情報を扱う担当部署のメンバーも、EBNのポイント、特に「①利用可能な最良のエビデンス（科学的根拠）」を意識しなければいけません。

　では、なぜ今になって科学的根拠に基づく情報の重要性が強調される時代になっているのでしょうか？　それは、"科学的根拠"の重要性を世に示したともいえる、ある出来事が発端ではないかと考えています。ご存知の方も多いと思いますが、2016年秋のDeNA社による医療系Webサイト「WELQ（ウェルク）」の閉鎖です。この事例の問題は大きく2つあり、根拠のない不正確な医療情報が多数あったことと、著作権を無視した記事の転用をしていた（ライターが他サイトからのコピペを常習的に行っていた）ことであると指摘されています[8]。DeNA社の株価は、2016年9月8日には約4,000円だったのですが、サイト閉鎖後の12月22日には（もちろん、サイト閉鎖だけが原因とはいえないとは思いますが）約2,500円と、40％近くも下落したそうです[9]。想像するに、株価以外にも、問題発覚後にDeNA社の支払ったコスト（経営者の謝罪会見準備、記事の全面見直し、企業の信用やイメージダウンを回復させるためのコストなど）は、相当な額だったのではないかと思います。また、この問題が明るみに出てからは、他の医療・健康系サイトも、ネット上でバッシングされることがしばしば起きています。情報発信を行っている企業においては、ネット検索で上位になることや儲かることだけを追求してしまうと、このような社会的問題を起こしかねないという教訓になったわけです。

企業姿勢として、「①利用可能な最良のエビデンス（科学的根拠）」の重要性を意識することが、企業の社会的責任（CSR；corporate social responsibility）の観点からも必要だと感じています。反対に、これをおろそかにすることで、DeNA社のようなことが起きてしまうわけです。今後、EBNの重要性を理解し、健康や栄養の情報発信を行う企業は、会社の信用度が上がり、かつ問題を起こさないためのリスクヘッジもできるものと思います。

　1章では、EBNとは何か？　EBNを実践することのメリットは何か？を紹介しました。
　「EBNを実践することが楽しそうだな」と感じてもらえれば、この章の目的は達成です。では、さっそく次章での具体的な事例をもとにした、栄養情報の見方を練習していきましょう。

よくわかりました。
これで私も一流の管理栄養士です！

調子にのるな!!
あんたはまだ学ぶべきことがたくさん……

秋山先生に教えにいってきま――す!!

コラ!!　待ちなさい!!

参 考 文 献

1) Guyatt G. *Evidence-Based Medicine*. *ACP J Club*. 1991 ; A-16 : 114.
2) Roger L. Sur, Philipp Dahm. *History of evidence-based medicine*. *Indian J Urol*. 2011 ; 27(4) : 487-489.
3) Sackett DL, Rosenberg WM, Gray JA, Haynes RB, Richardson WS. *Evidence based medicine : what it is and what it isn't*. *BMJ*. 1996 ; 312(7023) : 71-2.
4) Schwingshackl L, Hoffmann G, Lampousi AM, et al. *Food groups and risk of type 2 diabetes mellitus : a systematic review and meta-analysis of prospective studies*. *Eur J Epidemiol*. 2017 ; 32 : 363-375.
5) Adachi M, Yamaoka K, Watanabe M, et al. *Effects of lifestyle education program for type 2 diabetes patients in clinics : a cluster randomized controlled trial*. *BMC Public Health*. 2013 ; 13 : 467.
6) 日本助産師会:「ビタミンK2投与に関する日本助産師会の見解」
http://www.midwife.or.jp/pdf/H220810_K2.pdf〔閲覧日2018年8月19日〕
7) 日本医師会, 国民生活安全対策委員会:国民生活安全対策委員会報告書, 2014.
http://dl.med.or.jp/dl-med/teireikaiken/20140312_53.pdf〔閲覧日2018年8月19日〕
8) YOMIURI ONLINE:「DeNA「WELQ(ウェルク)」休止…まとめサイトの問題点と背景は」2016年12月13日
http://www.yomiuri.co.jp/science/goshinjyutsu/20161212-OYT8T50096.html〔閲覧日2017年11月26日〕
9) Business Journal:「WELQ問題で危機のDeNA, 今度は自動運転車事業に注力…突然ベンチャーとの提携解消」2017年1月26日
https://biz-journal.jp/2017/01/post_17846.html〔閲覧日2018年8月19日〕

栄養情報、ほんとにあったコワイ話①
～知らないうちに、トンデモな情報の発信者に!?～

　トンデモな（とんでもないの略）情報は発信したくない！　栄養士であれば、誰でもそう思うはずです。そう思っていても、知らないうちに、トンデモな栄養情報の発信者になってしまう可能性があるのです。そんな怖い実話を記します。

　これは、フリーランスや企業に勤めている管理栄養士・栄養士、またはライターの方が陥る可能性が高い話で、筆者もフリーランスで仕事をしていた時期があり、このような経験をしたことがあります。

　某テレビ番組の制作会社のディレクターAさんから、ある成分の健康効果に関するテレビ出演の依頼の電話があり、「客観的事実しか伝えられませんが、よろしいですか？」とうかがったところ、「もちろん、佐々木さんのお答えできる範囲で結構です」と返事をいただきました。そこで後日、Aさんにお会いして話を聞くことにしました。Aさんは、どこそこの教授がその成分を研究した資料だと丁寧に説明してくれました。その研究自体は立派なのですが、ラットを使った研究でしたので「これは基礎研究として大切ですが、ヒトでこの成分を飲んだときにどれくらいの効果があるのか？　また、どのくらい安全性が担保されているのかの研究はまだされていないですよね？　私もさっと論文を調べてみましたが、ヒトでは2～3本のパイロット研究が見つかった程度なので、まだ本格的にヒトでの研究がされている分野ではなさそうですね」と答えました。筆者がAさんの立場であったならば、「この人、面倒くさいな……さっさとやめて、こちらのいうとおりに話してくれる人を探しにいこう！」となるのですが、Aさんはなかなかしぶとく、「そういう一面もあるかと思います。しかし〇〇大学（某国立大学）の教授もおっしゃっているくらいですし、科学的にも実証されていると思うんです。なんとか出演していただけませんか？」と喰らいついてきます。「いえいえ、どこの先生がいっていてもよいのですが、私が判断して、私はその成分がヒトに効果がありそうだとは今の段階

Column

ではいえません。ほかを探してください」と断りました。このやりとりに喫茶店で2時間以上費やしたことを覚えています。

そのことを数日後、同業者に相談したところ、数名から「私のところにもその依頼がきました！」と教えてもらいました。きっとインターネットで管理栄養士と検索して、名前が出てきた順に片っ端から声をかけていったのでしょう。そして、自分で調べることをせずに、Aさんのもってきた偉い先生のデータだけを見て、「この情報はヒトに対しても同じことがいえる」と判断した、もしくは事実はどうでもいいから名前を売りたい管理栄養士にたどり着き、無事テレビ番組は完成したのでしょう。

視聴率をとるために、視聴者にウケがよさそうな結果ありきで、専門家といわれる人を探し、自分できちんと情報を探さない自称専門家が、専門家を名乗ってそのトンデモな情報を発信していく……

世の中は、自分で情報を調べる力がないと、自分はそのつもりがないのに、いつの間にかトンデモな情報の発信者になってしまうかもしれない危険に満ちているのです。みなさんは、情報発信をする前には必ず自分自身で情報を調べるクセをつけるようにしてください。

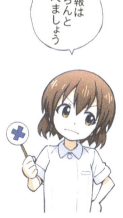

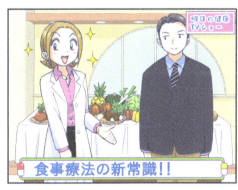

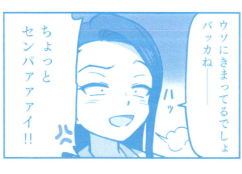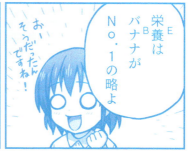

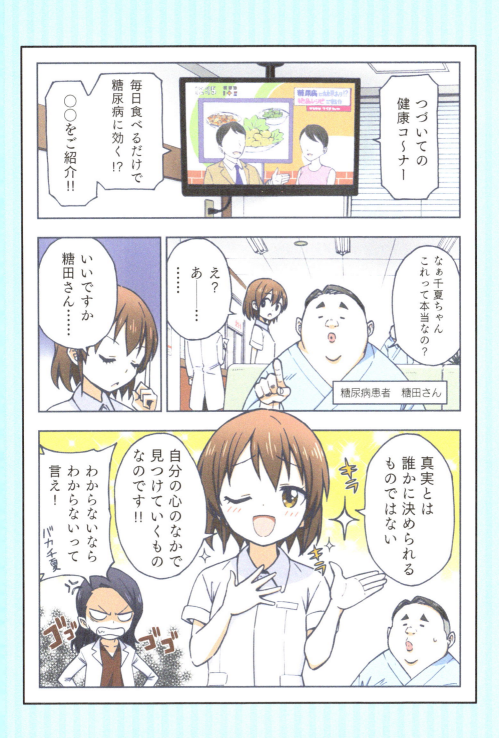

第 2 章

この情報、あなたはどうみる？

2.1 「健康情報あるある」、どう見抜く？

　本章では、日常生活でよく目にする健康情報に対して、千夏や冬美といっしょにツッコミを入れながらみていきたいと思います。これから行うような情報の読み方は、後述する"批判的吟味"の練習になります。批判的吟味とは、そこに記載されている記事の内容を鵜呑みにせず、バイアス[i]や誤解を生む内容が含まれていないかどうかを考えながら読むことです。ぜひ読者のみなさんも「どこがツッコミどころなのか？」を考えながら読み進めてください。

1）健康情報あるある、その1
「効果を得た個人の感想を大々的にアピール!?」

　図2-1の健康食品の広告の例を見てください。広告の文章を読んでみると、「シェイプアップ」や「お腹まわりスッキリ」とあるので、どうやらダイエット用の健康食品のようです。

> 毎日たった2錠飲むだけ。忙しくても続けられるから助かります。
> 　　　　　　　　　　　　　　　　　　　　　　　（鹿児島県30代女性）
> 『お腹まわりがスッキリした』と最近、妻も満足げです。（兵庫県40代男性）
> カロリーを気にせずに食べられる！　我慢しなくていいって幸せ！
> 　　　　　　　　　　　　　　　　　　　　　　　　（北海道20代女性）
> あきらめていた服が入った！　鏡を見るのが楽しくなりました。
> 　　　　　　　　　　　　　　　　　　　　　　　　（千葉県50代女性）

---

i) バイアス：偏りやゆがみのこと。バイアスが多いほど、その結果の信頼性が下がってしまいます。

なんとも、魅力的なキャッチコピーね。私も飲んでみてたくなるわ。でも、よく見ると、この広告には魅力的な文句を限定的にする"打消し表示"が入っているのよ。

打消し表示？？？

ヒントは小さい字をよ〜く見ることね。

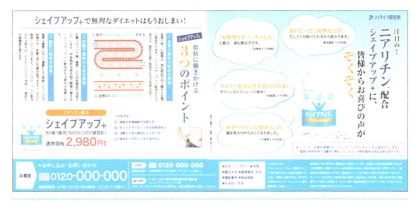

図2-1　打消し表示の例〔消費者庁Webサイト[1]〕

え？　どこ？　どこ？

読者のみなさんはわかったかしら？
答えはここよ!!

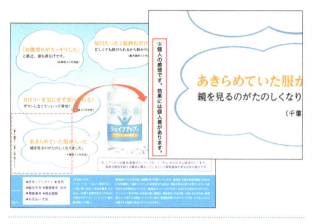

図2-2　打消し表示の例の拡大

この「※個人の感想です。効果には個人差があります。」というところですか？
こんなの小さすぎて見えないですよ～。
センパイ、いじわる！！

千夏、あなたは今、とてもよいことをいったわ。そうなの。
小さすぎてよく見えないところがミソなのよ。

　ダイエットをしたい人の期待をかき立てる魅力的な文句が並んでいます。「毎日たった2錠飲むだけ……」「お腹まわりがスッキリした……」「カロリーを気にせず……」「あきらめていた服が入った……」。このように、商品の価値を強調することを"強調表示"といいます。すべての消費者でも同様の結果となる場合は問題ありません。しかし、そうでない場合は、"打消し表示"を用いて、すべての人に当てはまるわけではないことを記載しなくてはいけません。
　ちなみに、この"打消し表示"ですが、健康情報に限ったことではなく、私たちはさまざまな商品やサービスの広告で目にしています（**表2-1**）。

表2-1　強調表示と打消し表示の例

商品例	強調表示	打消し表示
健康食品	多くの人が実感！サラサラ効果!!	・個人の感想であり、効果を保証するものではありません。 ・個人の感想であり、効果、効能を表すものではありません。
保険	入院、手術、通院の保障が、何度でも！一生涯続く！	・医療行為、医療機関および適応症などによっては、給付対象とならないことがあります。
携帯電話	毎月定額、●●円！	・別途、▲▲プランへの加入が必要です。
電化製品	今なら設置無料!!	・お届け先の建物の形体によっては、別途料金が発生する場合がございます。

〔消費者庁「打消し表示に関する実態調査報告書」[2] を参考に筆者改変〕

では、話を先ほどのダイエット食品の広告に戻しましょう。

この広告には、4人の感想が掲載されています。その4人は確かに効果を実感したようです。しかし、4人以外の人はどうなのでしょうか？　効果があったのでしょうか？　効果がみられなかったのでしょうか？　もしかして健康被害が起きてしまったのでは？　答えは……、わかりません、としかいいようがありません。

結　論

強調表示や打消し表示が存在する商品の広告を見たときは、「確かに4人にとっては効果があったのかも。でも、どのくらい効果があったのか、効果がどのくらい続いたのかもわからないし、もしかしたらつくり話かもしれない。ましてや自分や他の人にとって効果があるかどうかはわからない」と考え、栄養の専門職として他の人にすすめるまでの情報にはならないと考えましょう。

2）健康情報あるある、その2 「化学的な説明が難しい！」

では、次の例にいきましょう。一部の健康食品では、化学的メカニズムでは説明ができない、または化学的メカニズムが不明なものがあります。

今回はその例として「酵素入り食品・飲料」を挙げます。まず、酵素入

表2-2　酵素入り健康食品の広告で謳われている、効果効能の例

■ 酵素の摂取で期待できると謳われている効果
・ダイエット ・美　肌 ・デトックス（老廃物を体外に排出させる）
■ 酵素摂取がカラダにいいわけ
・酵素は人間が生きていくためには必要なもの。しかし、加齢とともに失われるので、補う必要がある。 ・代謝を高めるので、脂肪燃焼効果も高め、ダイエットに効果がある。 ・肌の代謝も高めるので、美肌効果も期待できる。
■ 酵素の上手な摂り方
・加熱すると酵素が失活するので、生で摂らなくてはいけない。

〔複数のWebサイトの事例を筆者が統合したもの〕

りの健康食品が、どのような効果効能で販売されているのかをまとめたので見てください（表2-2）。

　時間のある方は、インターネットで「酵素　健康食品」などと検索して、実際の商品広告を見てみてください。それらを見ながら、みなさんも、化学的に説明が不足している、または化学的に説明が難しいところを考えてみましょう。

● **酵素の名前が書かれていない**

　まず1つ目の不可思議な点は、「酵素」とは書かれているものの、酵素の具体的な名前が書かれていないところです。みなさん、学生時代に習った酵素の特性を思い出してください。

　酵素は「化学反応を触媒」するものであり、「基質特異性」「反応特異性」があるもの[3]でした。基質特異性は、ある1つまたは類縁化合物だけを触媒すること。反応特異性は、特定のタイプの反応のみを触媒することです。つまり、ある酵素は、ある特定の化合物の、ある特定の化学反応でしか作用しない。酵素の対象も作用の範囲も限定的ということです。たとえば、ラクターゼは、乳製品に含まれる二糖類のラクトース（乳糖）を、それぞれ単糖であるガラクトースとグルコースに分解するといった具合です。ということから、酵素の健康効果を謳っている食品で、具体的な酵素

の名前を挙げていないのはおかしいと思いませんか？　その商品の酵素は、どのような化合物のどのような化学反応を触媒してくれるものなのでしょうか？　筆者が見た20個近くの酵素食品の広告では、残念ながら具体的な酵素名が記載されているものはありませんでした。そのため、どのような効果が期待できるのか、科学的に判断することも難しいのではないかと思われます。

● 経口摂取でも、効果があるのか？

次の疑問は、口から摂り、消化、吸収、代謝されても広告に記載されているような効果があるのか、といった点です。

ほとんどすべての酵素はたんぱく質です[ii]。たんぱく質であれば、熱やpHによって変性します。そして、たんぱく質分解酵素によって分解されます。また、酵素が働くには、最適なpH、温度、基質の濃度、酵素の濃度が必要です。

これらの特性を考えると、口から摂取した酵素は、強酸性（pH1～2）の胃酸により、変性や失活してしまわないのでしょうか？　胃液の作用で、ペプチド（アミノ酸が2～数個つながった状態）やアミノ酸に分解され、吸収されても、もとの酵素のとしての作用をもちつづけていることができるのでしょうか？

胃腸で働く消化酵素ももちろん考えられますが、経口摂取した場合のこのような疑問を解決してくれる表示は、先ほど同様、ありませんでした。

● 食べた酵素が分解しても、再びその酵素に期待される効果を発揮するのか？

食物は低分子の物質に分解され、小腸から吸収され、血液の循環により肝臓や全身の細胞に届けられます。さまざまな器官で代謝され、別の物質へと合成されたりするわけですが、このとき、摂取した酵素やその代謝されたものは、都合よく期待したはたらきをしてくれるのでしょうか？　上記と似ていますが、この疑問も重要な観点だと思います。

---

ii) たんぱく質以外の酵素：一部例外としてRNA分子が酵素として働く[3]。

結　論

　学生時代に習った化学と照らし合わせてみて、説明が不明瞭だと感じる健康食品に出会ったときは、まずは冷静にその物質の特性や、消化・吸収・代謝のメカニズムを思い出しましょう。そして、納得ができない場合は、「根拠があいまいなため判断がつかない」というスタンスでいるようにしましょう（ただし、すべてのエビデンスでメカニズムを説明できるわけではありません。あくまでも、化学の授業で習った内容と合致しない場合の話です）。

3）健康情報あるある、その3
「肝心なところに参考文献がない」

　では、次の事例を見ていきましょう。次はWebサイトのコラムでよく見かける例です。実在するWebサイトのコラムを見ていて「これは問題があるな……」と思ったものを紹介したいのですが、会社名がわかってしまうので、そのコラムをもとに架空のコラムをつくってみました。

　図2-3を見ながら、あなたも千夏といっしょに考えてみてください。

ネットにはいろいろな健康情報が出ているわね……

センパイ。そんなにじっとパソコンを見つめてどうしたんのですか？

千夏、いいところに来たわね！

えっ？　嫌な予感……

このコラムを読んで、おかしいと思うところを2つ挙げなさい！

女性に嬉しい！ピビミ（架空の栄養成分）の効果!!

みなさん、こんにちは。食事研究家のユキです。寒い季節になってきましたね。街はイルミネーションが輝き、冬を華やかにしてくれています。そんな華やかな気分に誘われて、私は連日のパーティでお腹がプヨプヨに……（トホホ）。でも、街を歩くと氷のように冷たくなってしまうほどの冷え性で、外に出たくない私はもっぱらホームパーティです。

でも、最近、そんな女子の冬の悩みを解決してくれるスーパーフード"ピビミ"に出会ったのです！　南国の果物オレリナから採れるピビミは、お腹のプヨプヨ解消、冷え性解消だけではなく、むくみの解消や美肌効果まであるんですっ！

まさに私たち女子には必須のスーパーフードです。

ピビミとは？
1400年代、コロンブスが発見したとされる南国の果物オレリナ[1]。その葉をひと晩煮て、1週間南国の日差しで干すことで出来上がる[2]のが、希少価値の高い、スーパー栄養成分ピビミです。

ピビミの3つのすごい効果

① 内臓脂肪の減少
内臓脂肪が蓄積すると、メタボリックシンドロームから心臓病のリスクが高まります[3]。つきすぎた内臓脂肪は減らしたいものですね。ピビミはホルモンを活性化させ、内臓脂肪を減少させることが研究で明らかになっているのです。

② 冷え性を改善
ピビミは抹消の血管を拡張させる効果があります。血管が広がり、血流がよくなることで、冷え性が改善するといわれています。

③ むくみの解消
むくみは、抹消の水分や老廃物が循環されずに体内に蓄積することで起こります[4]。ピビミを摂ることで血流が改善するので、むくみの改善につながるといえます。スーパーフードの"ピビミ"を、あなたもさっそく試してみて！

参考文献
1) Imaginary出版：コロンブス辞典、1995年
2) K. aku, et al. The fictional journal. 1993 ; 170 : 713-24.
3) Imaginary出版：メタボリックシンドローム基礎知識、2000年．
4) K. aku, et al. The fictional journal. 1998 ; 270 : 100-110.

図2-3　ネット上の健康コラムの例（筆者作成の架空コラム）

　みなさんも、このコラムでおかしいと感じた部分にチェックをしてみてください。次のコラムには「この単語が出てきたら、気をつけて！」というキーワードが散りばめられていますので、そのような怪しいキーワードを2つ探してみましょう。

　気になる文言を2つ探すことができましたか？　上から順に見ていきましょう。

● 「研究で明らかになっている」の根拠は？

　1つ目は、「ピビミは、ホルモンを活性化させ、内臓脂肪を減少させることが研究で明らかになっているのです」の「研究で明らかになっている」の部分です。

　研究で明らかになっているのであれば、その研究を参考文献として引用すべきです。参考文献を用いることで、どのような研究方法で、どのくらいの人数（もしくは動物の数）で研究をして、どのような結果が出たのかをさかのぼることができるからです。そうすれば、この文章に興味をもった人は参考文献を見て、さらに詳しい情報を得ることができます。

　では、実際に文献を載せていたと仮定しましょう。その文献に「1,000人の参加者を、ピビミの摂取グループと、プラセボ[iii]の摂取グループに分け、他の食事や運動はまったく変えずに4週間後の結果を測ったら、ピビミを摂ったグループだけ内臓脂肪が10 cm^2 減っていた」という結果があったとしたら、あなたはどのように考えますか？　筆者の場合、ピビミに関する他の文献もないか探してみます。反対に、参考文献を調べたところ、「ラット4匹にピビミを与えて（人間が摂取する量に換算したら毎日ピビミエキスを1L飲まないといけない量で）、内臓脂肪が0.2 mm^2 減少した」といった結果だったらどうでしょうか？　筆者は「人間に対するピビミの効果はまだ明らかになっていないのか。もう少し他の研究結果が出てくるまで判断するのは待とう」と考えます。時間があれば他の文献も探してみますが、時間がなければそれ以上ピビミの文献検索は行いません。

　このことからもわかるように、どちらの結果であったとしても、コラムの情報を使う・使わないを判断できるため、コラムなどの健康情報に参考文献がついていることは重要です。参考文献があるのか、ないのかは雲泥の差なのです。

　また、この例と同様の言いまわしには、「さまざまな調査でわかっています」「～といわれています」などがあります。これらも、「それはどのよ

---

iii）プラセボ：有効成分の入っていない偽薬のこと。薬の効果を検証する研究では、有効成分の含まれている本物の薬と、有効成分が含まれていないが見た目はまったく同じプラセボ薬を用い、その両者の結果を比較する。食品の研究でも、ある特定の成分の結果を比較するときには、プラセボを用いる。

うな調査なの？」「誰が（どの文献が）いっているの？」をさかのぼれないものは、健康情報として不親切です。

　しかも、このコラムでは、ところどころに参考文献が付いています。そういったコラムを見ると、「よい結果が出たところだけ文献を付けて、そうでないところには付けていないのかな？」と疑ってしまいます。そうすると、部分的には正確なことを書いていても、コラム全体の信頼度がガクっと落ちてしまうのです。

● **「〜といえます」を使った三段論法作戦**
　2つ目は、「むくみは、抹消の水分や老廃物が循環されずに蓄積することで起こります。ピビミを摂ることで血流が改善するので、むくみの改善につながるといえます」の「〜といえます」の部分です。
　これも1つ目の例と同様に、参考文献がないことで疑わしい文章になってしまっているのですが、さらにこれは俗にいう"三段論法作戦"の例です。
　三段論法とは、ある結論を導くための推論方法です。たとえば、「人間はいつかは死ぬ存在である。佐々木は人間である。ゆえに、佐々木はいつか死ぬ」といった具合です。人間がいつか死ぬのは誰も否定しない事実で、これを大前提とします。佐々木（私）が人間であることも、おそらく誰も否定しないでしょう。つまり結果として、人間である私はいつかは死ぬのである、といった推論をしているのです。言いたいことを直接説明するのではなく、別の根拠を持ち出して説明していて、まわりくどい言い方です。
　では、三段論法を意識して、もう一度、コラムの文章を見てみましょう。（ここでは事実かどうかは抜きにして）「むくみは、末梢の水分や老廃物が循環されずに蓄積することで起こる」ことを大前提としています。そして、「ピビミを摂ることで血流が改善する」ことも前提としています。結論として、「ピビミを摂ることはむくみの改善につながる」といっているのですが、読者のみなさんはどう思いますか？　まず筆者は「ピビミがむくみの改善になったことを直接示す結果を出せばよいではないか」と考えます。健康情報のエビデンスは、できるだけその結果を直接的に示すものを用いる努力をします。たとえば、「心臓病を患うことで寿命が縮まる。●●を摂る

ことは心臓病のリスクを下げる。ゆえに、●●を摂ることは、摂らないことに比べて寿命を延ばす」といった説明はしません。「●●を摂っている人は、摂らない人に比べて、平均で●年長生きする」という直接その結果を示すものをエビデンスとして用います。このコラムでは結果を直接示さずに、まわりくどい三段論法作戦を使っています。そのような場合は、たとえ、むくみのメカニズムの説明や、ピビミの血流改善効果が事実であったとしても、ピビミがむくみを改善することは"仮説"の域を出ないのです。

結　論

　健康情報のなかで、「研究で明らかになっています」「調査でわかりました」「〜といわれています」「〜なので、〜といえます」といったキーワードが出てきたら、その文章に参考文献が付いているか確認しましょう。付いていない場合は、その情報の正確性を判断できないので、専門職としてその情報を使うことは避けなくてはいけません。または"仮説"として、そういった情報があるということを頭の片隅にとどめておく程度にしましょう。

4）健康情報あるある、その4
　　「"量"がわからない」

　次は、本章最後の事例です。今回は、サプリメントの広告を例に、健康情報あるあるを見ていきましょう。これも実在の会社を公表できないので、架空の広告を（図2-4）をつくりました。

　この広告は、いちばん重要な結果に参考文献が載っているので、先ほどのコラムよりも親切です。では早速、記載されている書誌情報を参考に、どのような研究をして、どのような結果だったのか、情報をさかのぼることにしましょう（論文の探し方は5章で後述）。

　論文を読んで、そのポイントをまとめると、表2-3のような内容でした。この表では、研究の目的、研究デザイン、研究に参加した対象者の特性や人数、研究期間中に摂取した内容物・1日の摂取量、摂取期間、メインアウトカム（何をメインの結果としてみた研究か？）、介入群[iv]の結果、コ

---

iv）介入群、コントロール群：サプリメントを飲んだ群を介入群、プラセボを飲んだ群をコントロール群といいます。

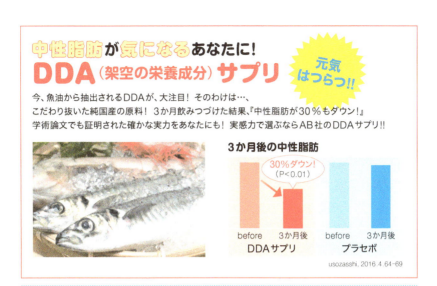

図2-4　サプリメント広告の事例〔筆者作成の架空広告〕

表2-3　DDA（架空栄養素）の概要のポイントをまとめた表（パターン１）

研究方法						
目　的	研究デザイン	対象者特性	人数	1日摂取量	摂取期間	メインアウトカム
DDAの血中中性脂肪の降下作用を評価する	ランダム化比較試験	・20〜80歳 ・血中中性脂肪値が高値の者	200	・介入群はDDAサプリを投与（ただし、DDAの量は不明）・コントロール群はプラセボを投与	12週間	血中中性脂肪

結　果		
介入群	コントロール群	介入群 vs コントロール群
介入前に比べ、中性脂肪が30%低下	介入前に比べ、中性脂肪が5%低下	血中中性脂肪が有意（P＜0.01）に低下

ントロール群の結果、介入群とコントロール群の結果を比較して効果があるといえるか？　を示しています。これを見て、この文献にはとても重要な３つの数値が示されていないことに気づくことができますか？

● 対象者が明確⁉

　1つ目は対象者特性についてです。「血中中性脂肪値が高値の者」だけで、具体的な数値が載っていません。同じ高値であっても、200 mg/dL付近の人と700 mg/dL付近の人では、結果の30％低下はそれぞれ140 mg/dL（中性脂肪の正常範囲内である150 mg/dL未満になった）と490 mg/dLとなり、臨床上の意味が異なるからです。

● 摂取量が記載されている？

　2つ目は1日摂取量についてです。ここは非常に重要です。この書き方では、どのくらいの量を摂ったから結果が出たのかわからないからです。たった0.1 mgを摂っただけでも効果があったのか、1 kg摂らなければ効果がないのか。この情報がないと、日々の食生活でどのくらいの量を摂ったらよいのか決められないのです。当たり前の話のように感じるかもしれませんが、論文を注意してみていると、この例のように、摂取量が書かれていないものをときどき見かけるので、気をつけてください。

● 結果の値が記載されてる？

　3つ目は、結果の項目です。ここも、非常に重要なポイントです。介入群、コントロール群ともに、介入前から何％減ったかは書いてありますが、「何mg/dLから何mg/dLに下がった」という具体的な減少幅が書かれていないのです。理由は先ほど同様、同じ30％の変化であっても、元の値によって、臨床上の価値が変わるからです。

● 研究で摂取したものと製品が違う？

　もしDDAの論文が表2-4の内容だったら、どこを注意して見るべきでしょうか？

　表2-4の場合はどれも数値が書かれてはいますが、よく見ると、1日摂取量の部分がDDAサプリから青魚に変わっています。図2-4の広告では「DDAは魚油から抽出される」といった文言で書かれているので、なんとなく合っていそうな気がしてしまいますが、実はここも大きなちがいなのです。

　青魚を毎日200 g以上摂った人たちは、DDAを多く摂っていたことが

表2-4　DDA（架空栄養素）の論文の概要をまとめた表（パターン2）

	研究方法					メイン アウトカム
目的	研究デザイン	対象者特性	人数	1日摂取量	摂取期間	
DDAの血中中性脂肪の降下作用を評価する	ランダム化比較試験	・20～80歳 ・血中中性脂肪値が高値(150～300 mg/dLの者)	200	・介入群は青魚を1日200g以上 ・コントロール群は青魚を1日30g未満	12週間	血中中性脂肪

＊青魚100gにはDDAが5mg含まれる。

予測されますが、それだけでDDAの効果だと結論づけてよいのでしょうか？　もしかしたら、青魚に含まれるDDA以外の成分に効果があったのかもしれませんし、DDAを含めたいくつかの複数の成分が影響して効果があったのかもしれません。または、青魚を200g以上食べる食生活は、青魚である程度お腹がいっぱいになって、中性脂肪を上げてしまう他の食材や栄養素の摂取量を自然と減らしていたのかもしれません。つまり、純粋なDDAの効果かどうかはわからないのです。

結論

重要な結果の根拠となっている論文は必ず見ましょう。論文を見たときは、対象者の特性、人数、介入中の摂取量や摂取期間、結果には数値の記載があるかを必ずチェックしましょう。数値が書かれていない場合には、その論文だけで情報の信憑性を確かめることはかなり難しいと考えましょう。

本章では、世の中の健康情報でついつい「それ、あるある！」といってしまいそうな、健康情報あるあるを紹介しました。「個人の感想です」に代表される打消し表示、化学的な説明が不明瞭な情報、肝心なところで参考文献が抜けている情報、大事なところで量がわからない情報。そして、そのような情報に出会ったときの対応方法も紹介しました。基本的には、本章でとり上げたような情報だけでは記されている結果が正しそうかどうか判断することは難しいので、その結果を用いることは"保留（今すぐには使えない）"です。

一度、本書を閉じて、このような視点でインターネット上の健康情報を

ふるいにかけてみてください。かなりの数の情報が"保留"にラベリングされることに気づいていただけるかと思います。私たち専門職が、その食材や栄養成分の効果について判断するための情報は、大変残念なことではありますが、インターネットで普通にGoogle検索をしていても出会える可能性が低いのです。一方で、多くの非専門職である一般の方は、普通にインターネットを検索して健康情報を得ています。一見わかりやすいけれど、結果の判断をするのが難しい健康情報を、です。

　少なくとも私たち専門職が発信する情報は、本章で見てきたような紛らわしい情報にならないように努力する必要があります。また、目の前の患者さんや対象者の方が、そういった情報から何か重要な判断をしようとしていたら、丁寧に説明する責任がある、と筆者は考えます。

この前テレビで●●を毎日食べるだけで糖尿病に効くってやってたよ。今日の千夏先生の話とは違うんじゃない？　俺、そっちをやってみようかと思うんだけど。

そのテレビって、実験に参加した人の結果は詳しく説明していたけど、参加していなかった大多数の人にも効果があるかどうかはいっていなかったのではないですか？

うん、そう。たしかに出てきた3人の話はよくしてたけど、他の人でも効果があるかどうかはいっていなかったような気がする。

そうしたら、糖田さんでも同じ結果が出るとは保証できないですよ。●●は一般的な食材なので、毎日普通に食べる分にはまったく問題ないですよ。糖田さんがよいと思ったなら●●を毎日食べることをやってみるのは賛成ですけど、それだけっていうのは賛成できませんね〜。今日お伝えしたことをやりつつ、●●を毎日食べてみてください。

そっか。冷静に考えればそうだよね。

参 考 文 献

1) 消費者庁Webサイト　その他の景品表示法関連の公表資料，打消し表示に関する調査報告：「調査に用いた表示例⑥」
   http://www.caa.go.jp/policies/policy/representation/fair_labeling/pdf/fair_labeling_171207_0001.pdf〔閲覧日2017年12月17日〕
2) 消費者庁：「打消し表示に関する実態調査報告書」平成29年
   http://www.caa.go.jp/policies/policy/representation/fair_labeling/pdf/fair_labeling_170907_0002.pdf〔閲覧日2018年7月28日〕
3) 清水孝雄 監訳，ハーパー・生化学　原書30版, p.67～83, 丸善, 2016.

Column

あら探しではなく、"批判的吟味"

　2章で行ったような情報の見方は、筆者の性格が嫌味で、健康情報のあら探しをしていたわけではありません。どうか誤解しないでください。他の人がつくったものにダメ出しをしているみたいで気がひけてしまうという人もいると思いますが、これはれっきとした"批判的吟味（critical appraisal）"の過程なのです。

　"批判的吟味"とは、入手した情報を鵜呑みにするのではなく、その情報の内容や結果がどれだけ信頼できるかを判断していくプロセスです。入手した情報を、どのような研究方法に基づいて行われたものなのか、結果の出し方は適切だったのか、結果の表現方法は適切だったのか、などをひとつひとつチェックしていくのです。さらには、1つの論文の結果に頼るのではなく、今見ている論文とは逆の結果になったと報告している論文も含めて、そのテーマについて網羅的に調べることをします。

　3章で本格的に情報の確からしさを検証する練習をしますが、その予行練習として、2章でありがちな健康情報を批判的にみることに慣れていただきました。

　くり返しになりますが、あら探しではなく"批判的吟味"ですので、みなさんも健康情報を見るときは、積極的に、批判的に、見てみてください。

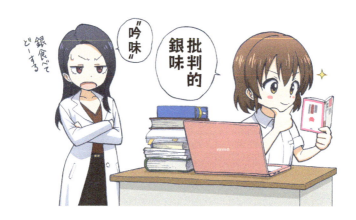

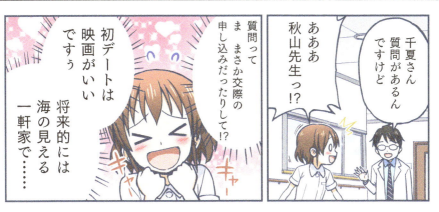
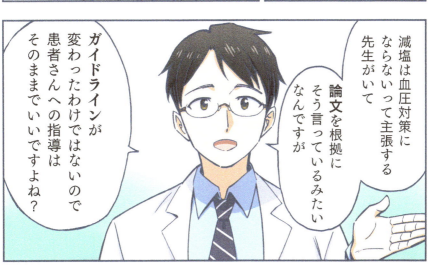
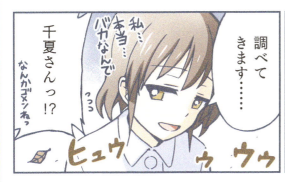
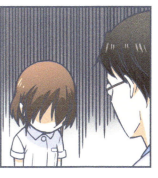

第 3 章

情報の"確からしさ"を意識しよう！

この章では、いくつかの論文を紹介するわ。文中に「PMID（PubMedのID）：●●●●（数字）」が出てきたら、あなたもPubMed（https://www.ncbi.nlm.nih.gov/pubmed/）で、その番号を検索してみて！

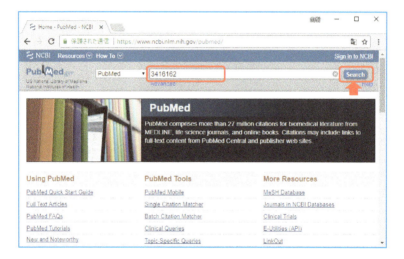

このようにPubMedの検索窓にPMIDを入れて、"Search"を押すだけ！簡単だから、やってみて！

3.1 "エビデンス"ってなに？

"エビデンス（evidence）"という言葉は、みなさん聞いたことがあるかと思います。直訳すると"根拠"です。この言葉は、使われる業界によって意味合いが異なり、たとえば、銀行などの金融機関では、資産（預

金、株券、不動産）や確定申告書、会社の決算報告書など、その人にお金を貸すための証拠を担保する資料をさすことが多いです。またITなどのシステム関連では、システムプログラムが仕様書どおりに正しく動くことを証明したテストの結果をさします。では、栄養業界ではどうでしょうか？　1章でも紹介したとおり、栄養学や医学の世界では、"科学的根拠"と解釈され使われています。その食材や栄養素を摂ったほうがよい根拠、摂りすぎには気をつけたい根拠を科学的に示したものです。"科学的である"とは、『大辞林』（三省堂）によると、「論理的・客観的・実証的であるさま」とされています。簡単にいうと、議論や論証の道筋に客観性があり、事実に基づいている、ということです。私たちは、客観的事実に基づいた栄養情報を根拠にし、患者さんや対象者の方に話をしたり、コラム執筆などの情報発信をする必要があるのです。

3.2　エビデンスにレベルがある!?

　エビデンス（科学的根拠）情報にレベルがあることをご存知でしょうか？「エビデンスレベル」といい、その情報を、研究方法によってランク分けしているものです[i]。なぜ、研究方法によってランク分けする必要があるのでしょうか？　それは、研究方法によって、情報の"確からしさ"にちがいがあるからです。"ヒト"を対象とした研究は、実験的に（人為的に調べたいものを操作して）行うことが難しく、実験ができたとしても研究者がコントロール（統制）できる範囲に限界があります。そのため、少し大雑把な言い方になりますが、コントロールが効いている実験研究のほうが、知りたい原因と結果の関係を直接知ることができるため、原因に対する結果の"確からしさ"が高く、エビデンスレベルが高いのです。一方、実験ではない研究ですと、知りたい情報や得たい結果が研究者の思惑どおりにそろっていることが少なかったり、結果に影響を与える他の要因

---

i) エビデンスレベル：エビデンスレベルの高い研究方法であっても、その研究自体の質が低いことや、倫理上エビデンスレベルの高い研究方法を行えない場合もあるので、一概にエビデンスレベルの高いものがいちばんよいとはいえませんが、数多くのエビデンスのなかから情報を取捨選択するときの手助けになります。また、疾病ガイドラインでもよく使われているので、覚えておくと便利です。

も多く絡んできたりするため、結果の“確からしさ”が低くなり、エビデンスレベルは低くなるのです。

3.3 疾病ガイドラインとエビデンスレベル

EBNを実践するための身近な例として、疾病の診療ガイドラインを紹介します。

診察ガイドラインでは、「推奨」や「POINT（ポイント）」「ステートメント」と呼ばれる箇条書きの文章を示して、その後にエビデンスを示しながら説明を記すのが一般的です（**図3-1**）。たとえば、図3-1の高血圧治療ガイドライン2014[1]を見ると、左側にPOINT（ポイント）がまとめられていて、それ以降に説明が書かれています。ここで注目していただきたいのは、POINTのなか

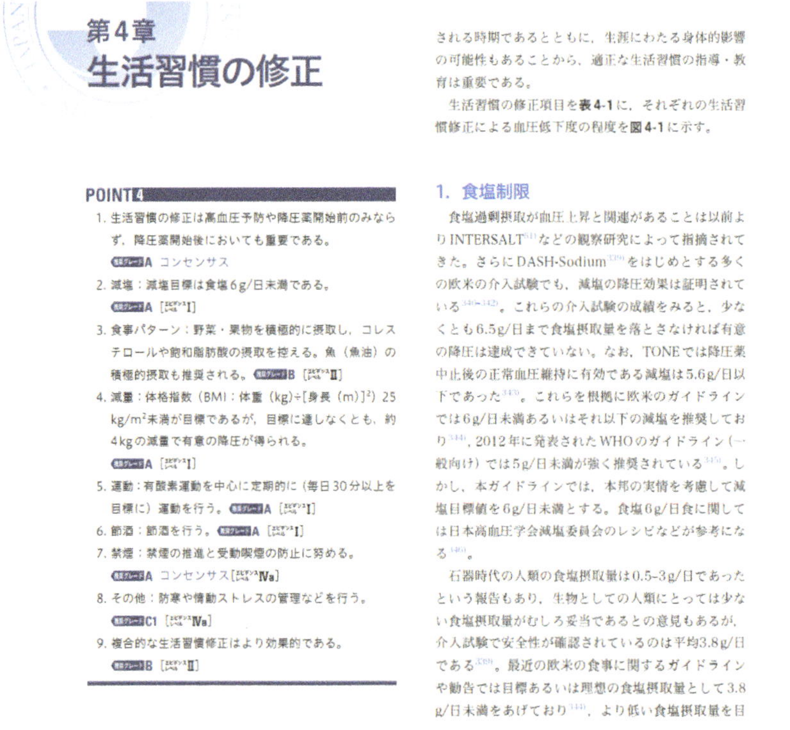

第4章
生活習慣の修正

POINT 4

1. 生活習慣の修正は高血圧予防や降圧薬開始前のみならず，降圧薬開始後においても重要である。
推奨グレードA コンセンサス
2. 減塩：減塩目標は食塩6g/日未満である。
推奨グレードA [エビデンスレベルI]
3. 食事パターン：野菜・果物を積極的に摂取し，コレステロールや飽和脂肪酸の摂取を控える。魚（魚油）の積極的摂取も推奨される。推奨グレードB [エビデンスレベルII]
4. 減量：体格指数（BMI：体重（kg)÷[身長（m）]²）25 kg/m²未満が目標であるが，目標に達しなくとも，約4kgの減量で有意の降圧が得られる。
推奨グレードA [エビデンスレベルI]
5. 運動：有酸素運動を中心に定期的に（毎日30分以上を目標に）運動を行う。推奨グレードA [エビデンスレベルI]
6. 節酒：節酒を行う。推奨グレードA [エビデンスレベルI]
7. 禁煙：禁煙の推進と受動喫煙の防止に努める。
推奨グレードA コンセンサス[エビデンスレベルIVa]
8. その他：防寒や情動ストレスの管理などを行う。
推奨グレードC1 [エビデンスレベルIVa]
9. 複合的な生活習慣修正はより効果的である。
推奨グレードB [エビデンスレベルII]

される時期であるとともに，生涯にわたる身体的影響の可能性もあることから，適正な生活習慣の指導・教育は重要である。

生活習慣の修正項目を**表4-1**に，それぞれの生活習慣修正による血圧低下度の程度を**図4-1**に示す。

1. 食塩制限

食塩過剰摂取が血圧上昇と関連があることは以前よりINTERSALT[51]などの観察研究によって指摘されてきた。さらにDASH-Sodium[339]をはじめとする多くの欧米の介入試験でも，減塩の降圧効果は証明されている[340-342]。これらの介入試験の成績をみると，少なくとも6.5g/日まで食塩摂取量を落とさなければ有意の降圧は達成できていない。なお，TONEでは降圧薬中止後の正常血圧維持に有効である減塩は5.6g/日以下であった[343]。これらを根拠に欧米のガイドラインでは6g/日未満あるいはそれ以下の減塩を推奨しており[344]，2012年に発表されたWHOのガイドライン（一般向け）では5g/日未満が強く推奨されている[345]。しかし，本ガイドラインでは，本邦の実情を考慮して減塩目標値を6g/日未満とする。食塩6g/日食に関しては日本高血圧学会減塩委員会のレシピなどが参考になる[346]。

石器時代の人類の食塩摂取量は0.5-3g/日であったという報告もあり，生物としての人類にとっては少ない食塩摂取量がむしろ妥当であるとの意見もあるが，介入試験で安全性が確認されているのは平均3.8g/日である[339]。最近の欧米の食事に関するガイドラインや勧告では目標あるいは理想の食塩摂取量として3.8g/日未満をあげており[344]，より低い食塩摂取量を目

図3-1 高血圧治療ガイドライン2014「第4章 生活習慣の修正」[1]

表C	POINTに付与する推奨グレード

POINTの診断・治療の項目について

推奨グレードA：強い科学的根拠があり行うよう強く勧められる。
推奨グレードB：科学的根拠があり行うよう勧められる。
推奨グレードC1：科学的根拠は不十分だが行うように勧められる。
推奨グレードC2：科学的根拠は不十分だが行わないように勧められる。
推奨グレードD：科学的根拠があり行わないよう勧められる。

表D	推奨グレード決定の原則

POINTの診断・治療の項目について

推奨グレードA：少なくとも1個以上のエビデンスレベルI（表A）の結果がある*
推奨グレードB：少なくとも1個以上のエビデンスレベルII（表A）の結果がある
推奨グレードC1、**推奨グレードC2**：エビデンスレベルIII、IV、V、VI（表A）の結果による
推奨グレードD：少なくとも1個以上のエビデンスレベルIまたはII（表A）の結果がある

コンセンサスによる推奨グレードの場合は「コンセンサス」と記載する。

* レベルIの結果が1個あっても、そのランダム化比較試験の症例数が十分でなかったり、企業主導型の論文のみである場合は、作成委員会で議論して決定する。

図3-2　診療ガイドラインの推奨グレードの定義（高血圧治療ガイドライン2014[1])）

表A	治療・診断に関するエビデンスレベルの分類

エビデンスレベル	分類
[エビデンスレベル I]	システマティックレビューやランダム化比較試験のメタアナリシス
[エビデンスレベル II]	ランダム化比較試験
[エビデンスレベル III]	非ランダム化比較試験、ランダム化比較試験のサブ解析・後付解析
[エビデンスレベル IVa]	疫学研究（コホート研究、コホート研究のメタアナリシス）
[エビデンスレベル IVb]	疫学研究（症例対照研究、横断研究）
[エビデンスレベル V]	記述研究（症例報告やケースシリーズ）
[エビデンスレベル VI]	専門委員会や専門家の意見

表B	危険因子・予後に関する疫学研究のエビデンスレベルの分類

エビデンスレベル	分類
[エビデンスレベル E-Ia]	コホート研究のメタアナリシス
[エビデンスレベル E-Ib]	コホート研究
[エビデンスレベル E-II]	症例対照研究、横断研究
[エビデンスレベル E-III]	記述研究（ケースシリーズ）

図3-3　診療ガイドラインのエビデンスレベルの定義（高血圧治療ガイドライン2014[2])）

にある「推奨グレード」とA～C1、「エビデンスレベル」とI～IVaのローマ数字のマークです。診療ガイドラインではこのように、推奨の箇条書きの文章とともに、それをどれだけ強く推奨するか（推奨グレード）と、推奨の確実度（エビデンスレベル）が示されています。

　一般的に推奨グレードとエビデンスレベルの記号の定義は、診療ガイドラインの序章などはじめのほうにあります（図3-2、図3-3）[ii]。推奨グレードは、Aに近いほど推奨の度合いが強く、Aから遠ざかるほど推奨の度合いが弱まります。エビデンスレベルは、Iに近いほどエビデンスレベ

---

ii) 推奨グレードやエビデンスレベルは、疾病ガイドラインを発行する学会ごとに少しずつ異なります。文言や並び順は一例として見てください。

ルが高く、Ⅰから数字が大きくなるほどエビデンスレベルが低いことを示します。

図3-1のPOINT「2．減塩：減塩目標は食塩6g/日未満である。」の推奨は、推奨グレードAと推奨の度合いはもっとも高く、そのエビデンスレベルはⅠと根拠の確からしさももっとも高いことがわかります。

このように、診療ガイドラインは、エビデンスをもとに、どのような指導方法をどの程度推奨できるか示してくれているので、EBNの実践に有用なのです。

ここからは、エビデンスレベルの項目（図3-3）に記載されている内容を例に、それぞれの研究方法の特徴を紹介していきます。ひとつひとつ見ていきましょう。

3.4 専門家の意見

図3-3では、エビデンスレベルⅥの「専門委員会や専門家の意見」がこれに当たります。これは、それより上位のエビデンスレベルⅤ以上とは大きく異なる点がありますが、気づきましたか？　それは、根拠が学術論文ではなく、専門家（いわゆるその業界の権威の先生）の意見や、それらの先生でつくる専門委員会の意見であることです。科学的エビデンスが不足している場合に、試験管内・動物実験から導かれた推論や、その分野で常識として行われていることを専門家や専門委員会の意見として提案します。そしてガイドライン作成メンバーの意見の一致（コンセンサス）が得られれば、エビデンスレベルが付かないかわりに"コンセンサス"といったマークを付け、推奨に載せます。

たとえば、図3-1のPOINT「1．生活習慣の修正は高血圧予防や降圧薬開始前のみならず、降圧薬開始後においても重要である。」は、"コンセンサス"によって採用された推奨です。実は他のガイドラインにおいても、科学的エビデンスが十分ではないため、コンセンサスでもって推奨をしている例はあります。なかでも、おそらく管理栄養士・栄養士にとってもっ

ステートメント

1 食事療法について　グレードA　レベル1+

食事療法は、すべての糖尿病患者において治療の基本であり、出発点である。食事療法の実践により、糖尿病状態が改善され、糖尿病合併症のリスクは低下する[1,2]。

2 個別対応の食事療法　グレードA　コンセンサス

個々人の生活習慣を尊重した個別対応の食事療法がスムーズな治療開始と持続のために必要であり、そのためには食生活の内容をはじめ、食事の嗜好や時間などの食習慣や身体活動量などをまず十分に聴取する。

3 摂取エネルギー量の決定　グレードA　コンセンサス

血糖値、血圧、血清脂質のコントロール、体重の推移、年齢、性別、合併症の有無、エネルギー消費(身体活動)や従来の食事摂取量などを考慮して、医師が摂取エネルギー量を決定する。

摂取エネルギー量算定の目安
　摂取エネルギー量＝標準体重×身体活動量
　標準体重(kg)＝[身長(m)]² × 22
　身体活動量(kcal/kg 標準体重)
　　＝25〜30　軽労作(デスクワークが主な人、主婦など)
　　　30〜35　普通の労作(立ち仕事が多い職業)
　　　35〜　　重い労作(力仕事の多い職業)
肥満者や高齢者では少ないほうにとるなど、症例ごとの病態も考慮する。

図3-4　「科学的根拠に基づく糖尿病診療ガイドライン2010」食事療法の推奨[2]（抜粋）

Q3-3 目標体重と総エネルギー摂取量をどのように定めるか？

【ステートメント】
- 2型糖尿病の食事療法の目標は、総エネルギー摂取量の適正化を図ることによって全身における良好な代謝状態を維持することにある。
　BMI 22を目標として標準体重を求め、以下の式から総エネルギー摂取量を算定する。
　総エネルギー摂取量算定の目安
　　標準体重(kg)＝[身長(m)]² × 22
　　総エネルギー摂取量＝標準体重×身体活動量
　　身体活動量(kcal/kg 標準体重)
　　　＝25〜30　軽い労作(デスクワークが多い職業など)
　　　　30〜35　普通の労作(立ち仕事が多い職業など)
　　　　35〜　　重い労作(力仕事が多い職業など)
- 治療開始時のBMIによらず、一律に標準体重を目指すことは実際的とはいえない。エネルギーバランスは体重の変化に現れることから、肥満を有する糖尿病患者では、まず現体重の5％の体重減量を目指す。その後、代謝状態の改善を評価しつつ、患者個々の実効性などを考慮に入れ、適正体重の個別化を図ることが必要である。

図3-5　「糖尿病診療ガイドライン2016」食事療法の推奨[3]（抜粋）

他のステートメントにはエビデンスレベルが付いているものもあるが、本ステートメントには、推奨グレードとエビデンスレベルが記載されていない。

とも馴染みがあるもののひとつが、糖尿病患者の摂取エネルギーの計算ではないでしょうか？（図3-4、図3-5）　摂取エネルギー量の決定に際し、みなさんも「摂取エネルギー量＝標準体重×身体活動量」の計算式を使われたことがあるかと思います。しかし、この計算式は、実は科学的根拠が不足しているため、2010年版では"コンセンサス"で採用され、推奨グレードはAでした。ただ、2016年版では、エビデンスレベル、推奨グレードともに記載がないため、根拠の強さや推奨の度合いはわかりません。

　このように、管理栄養士・栄養士にとって認知度が高い推奨内容であっても、科学的根拠が不足しているため、コンセンサスに留まってしまっていることがあるのです。研究者には、エビデンスレベルを上げていただけるよう研究によりいっそう頑張っていただくことをお願いするとして、私たちガイドラインを利用する側も、コンセンサスであることを念頭に置いて推奨を見るべきだと思います。

3.5　症例報告・ケーススタディ（case report）

　症例報告とは、1人〜数人の症例をまとめたものです。臨床現場で起きた比較的珍しい症例をまとめて、世の中の人に報告します。症例報告は、一般的に使われているサプリメントや薬の副作用がわかるきっかけになったり、新しい病気の発見につながるとても貴重な情報源です。

　たとえば図3-6では、アンジオテンシン受容体拮抗薬とカルシウム拮抗薬を飲んでいるにもかかわらず重度の高血圧および高アルドステロン症であった51歳の女性が報告されています[4]。よく話を聞き、食事も調査したところ、1日16ｇの食塩を摂取していて、特に塩漬けの甘草（リコリス）を大量に食べていたことがわかったそうです。甘草は偽アルドステロン症を誘発することが知られており、女性に甘草の摂取を中止したところ、すぐに正常血圧に戻ったと報告されています。

　症例報告はこのように、一症例であったとしても臨床現場で実際にあった貴重な情報を提供してくれます。しかし、"たった一症例"であることも事実であり、この現象がどのくらいの割合で発症するのかは症例報告からはわかりません。

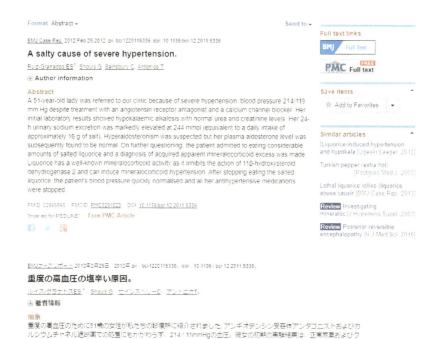

図3-6 症例報告の例(Ruiz-Granados ES *et al.* 2012[4])[iii]
上はPubMedの抄録(アブストラクト)の原文、下は原文をGoogle翻訳したもの(翻訳の利用については5章参照)。

　つまり、症例報告は、たった一症例であっても貴重である副作用の報告や、新しいタイプの病気の報告で有用なものなのです。しかし、治療法の効果や別の介入との比較などができないため、ガイドラインの推奨に使うエビデンスレベルとしては低くなっているのです。

---

iii) 無料でダウンロードできます。PMID：22665565

3.6 集団を対象とした研究の種類

ここから3.12節（p.60）までは、図3-3のエビデンスレベルⅡ～Ⅴに相当する集団を対象とした研究デザインの代表的なものを紹介します[iv]。少しだけ研究デザインの分類をみておきましょう。**図3-7**は、代表的な研究デザインの種類をまとめたもので、この後（p.43～60）に紹介する7つの研究の名称を青い箱の白抜き文字で示しています。

研究デザインは、まず介入の有無で、介入研究（intervention study）と観察研究（observational study）に大別されます。介入研究では、対象者（被検者）を介入される群とされない群にランダムに割りふったかど

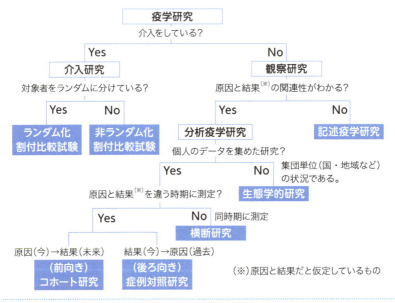

図3-7 疫学研究における代表的な研究デザインの種類（佐々木敏『わかりやすいEBNと栄養疫学[5]』を参考に筆者作成）[v]

---

iv）集団における環境や健康の状況の現状分析、病気を引き起こす因子や予防に欠かせない情報などを探り、集団や個人の幸せや健康にとって有益な情報を導きだす学問領域を疫学といいます。そしてそのなかでも栄養を扱ったものを「栄養疫学研究」といいます。

v）私たち栄養士がよく目にする論文の研究デザインを図示したものです。研究デザインのすべてを網羅したものではありませんのでご留意ください。

うかで、ランダム化割付比較試験と非ランダム化割付比較試験に分けます。
　観察研究は、原因だと仮定しているものと、結果だと仮定しているものとの関連がわかるかどうかで、記述疫学と分析疫学に大別されます。さらに分析疫学は、研究対象が集団か個人かどうか、原因と結果どのタイミングで測定しているかなどによって分類できます。少しややこしいですね。ひとつひとつ例を挙げて説明していきますので、今は理解できなくても大丈夫です。図3-7を見て、「いくつかの研究デザインがあるんだ」「それぞれの研究デザインに特徴があるんだ」ということを感じてくだされば結構です。
　もうひとつ、疫学研究の情報を読むうえで重要な視点は、"因果関係をどこまで突きつめられるか"です。「こういう状況だと結果はこうなる可能性が高い」「このようなことをすると結果はこうなる可能性が高い」といえるかどうかです。どのような研究デザインにするかで、どれだけ自信がもって結果をいえるかどうかが変わってくるので、その点に注意して研究デザインの具体例を読んでみてください。

3.7　記述疫学研究（descriptive epidemiological study）

　記述疫学とは、読んで字のごとく、ありのままの事実を記述することを目的としています。傷病の発生状況、死亡率、出生率、職業の分布、喫煙率、国や地域別の罹患率の比較などが記述疫学になります。
　たとえば、日本人の主な傷病の患者数をまとめた患者調査（表3-1）も記述疫学の一例です。これからわかることは、「今、日本人のうち、約1,000万人が高血圧性疾患の患者で、2位の歯科疾患や糖尿病に比べて約3倍の患者がいる」ということです。
　また、同じ記述疫学研究を時系列に並べることで、経年変化を知ることもできます。患者調査の高血圧性疾患の患者数を平成8年から26年まで並べると、その推移がわかります（図3-8）。このように推移を示すのも記述疫学のひとつです。
　**記述疫学は、"いつ"、"どこで"、"誰に"、"何が"起きているのかを正確に知るために欠かせない重要な研究です。一方で、その結果の原因は明

表3-1　日本の主な傷病の患者数（平成26年「患者調査6)」）

主な傷病	総数	男	女
高血圧性疾患	10,108	4,450	5,676
歯肉炎及び歯周疾患	3,315	1,373	1,942
糖尿病	3,166	1,768	1,401
高脂血症	2,062	596	1,465
う蝕	1,846	786	1,059
心疾患（高血圧性のものを除く）	1,729	947	786
悪性新生物	1,626	876	750
脳血管疾患	1,179	592	587
喘息	1,177	515	662
気分［感情］障害（躁うつ病を含む）	1,116	418	700
統合失調症，統合失調症型障害及び妄想性障害	773	361	414
骨折	580	226	354
アルツハイマー病	534	142	392
慢性腎不全	296	185	110
慢性閉塞性肺疾患	261	183	79
肝疾患	251	132	119
ウイルス肝炎	184	92	92
血管性及び詳細不明の認知症	144	40	103
結核	20	11	10

（単位：千人）

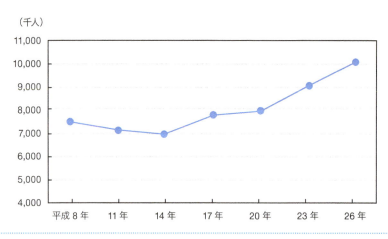

図3-8　日本の高血圧性疾患患者数の推移（平成8～26年「患者調査6)」）

らかにはできません（表3-1や図3-8の結果からでは、高血圧患者が多い理由は答えられません）。記述疫学の目的は、起きている事象を正確に把握することと、その原因の仮説設定をすることなのです。仮説の設定とは、たとえば表3-1の結果から、なぜ日本の患者数トップが高血圧なのか？　高齢化が原因なのか？　測定方法の問題なのか？　日本人特有の生活習慣が原因なのか？　と考えられる原因を挙げていくことです。

3.8　生態学的研究（ecological study）

生態学的研究は、複数の集団を対象に、その集団の置かれた状況をまとめて分析するものです。

図3-9は、都道府県ごとの車の保有率とBMI、所得とBMIの関係を散布図[vi]に示したもので、ひとつひとつの点（プロット）は、一人一人のデータではなく、各都道府県の値を表しています。都道府県単位の集団の2つのデータの関連を表しているので生態学的研究です。

たとえば、車の保有率とBMIの関連の図では、車の保有率の多い県ほどBMIがわずかに高いことがわかります。一方、1人当たりの県民所得とBMIでは、所得が多い県ほどBMIが低いことがわかります。

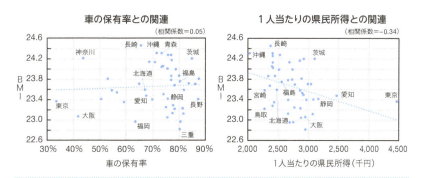

図3-9　都道府県ごとの車の保有率及び1人当たりの県民所得とBMIの関連
〔自動車検査登録情報協会「自動車保有台数」[7]、内閣府「県民経済計算」[8]、厚生労働省「国民健康・栄養調査」[9]調査結果より作図〕

---

vi）散布図：X軸とY軸の値の対応するところに点を打って示した表で、X軸とY軸の相関を示すときによく使われます。点を打つことを「プロットする」といいます。

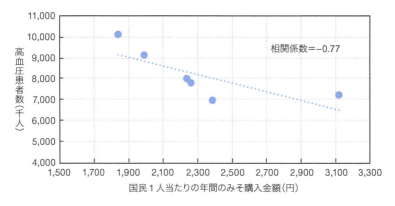

図3-10 年間のみそ購入金額と高血圧患者数の相関（平成11〜26年で3年ごと）
〔総務省統計局「家計調査[10]」、厚生労働省「患者調査[6]」より作図〕

　このように、ある一方の項目（変数）値が異なると、もう一方の項目の値も異なることを**相関**といいます。X軸の値が大きくなればY軸の値も大きくなる場合を「**正の相関**」、X軸の値が大きくなればY軸の値が小さくなる場合を「**負の相関**」といいます。また、相関の強さは**相関係数**で表されます。相関係数は、−1から1の間の数値をとり、1に近いほど「強い正の相関がある」、−1に近いほど「強い負の相関がある」ことを示します。0（ゼロ）に近いほど相関は弱いことを示します。

　図3-9は同時点で複数の集団を調査したものでしたが、**図3-10**は同じ集団（日本人）で、数年ごとの調査をプロットした生態学的研究の例です。X軸を国民1人当たりの1年間のみそ購入金額、Y軸を高血圧患者数として、患者調査が実施される3年ごとのそれぞれの値をプロットしたものです。1つの点は、ある年を示しています。これを見ると、年間のみそ購入金額が多い年ほど、高血圧患者が少ない、負の相関を示していることがわかります。しかも相関係数−0.77なので、かなり強い相関といえそうです。

　では、この結果から、「日本人のみなさん。高血圧を減らすために、み

その購入を増やしましょう！」というのはどうでしょうか？　もちろんそのようなことはいえません。生態学的研究からわかるのは、「みその購入が多い年で高血圧患者が少なかった」ことで、「みその購入が多いから高血圧患者が少なかった」かどうかはわからないのです。このように、●●だから（みその購入が多いから＝**原因**）、▲▲になった（高血圧患者が減った＝**結果**）と説明できることを「**因果関係がある**」といいますが、生態学的研究からは因果関係は説明できません。それはプロットしたひとつの点が一時点の状況を表しているため、どちらが原因でどちらが結果かわからないことがひとつの理由です。みそには何か血圧を下げる機能性があり、みそをたくさん消費している（原因）ときには血圧が高い人が少なかった（結果）のか、血圧が高い人が多かった（原因）ので食塩含有量の高いみその購入を減らした（結果）のか、説明できないのです。またここでは、みその購入量しか見ていませんが、ご存知のとおり、血圧を上げたり下げたりするものはみそだけではありませんよね？　みその購入額が高い年で高血圧の人が少なかったのは、ほかにもいろいろな原因がある可能性が高いのです。ということで、生態学的研究において、**相関が強い**ことと、**因果関係は関係ない**と考えましょう。生態学的研究は仮説の検証のために行うものではなく、主に仮説を提唱するために行うのです。

3.9　横断研究（cross-sectional study）

　横断的研究は、個人（1人ずつ）に対して原因（と仮定しているもの）と、結果（と仮定しているもの）を同時期に測定して、その関連を見る疫学研究です。

　横断研究の例として、同じ人のみそ汁の摂取頻度とナトリウム摂取量を測定した研究[11),vii)]を見ていきましょう。この研究は、新潟県佐渡市に住む19～97歳の8,821人を対象に行われました。対象者はみそ汁の摂取頻度について、「毎日は飲まない」「1日1杯飲む」「1日2杯以上飲む」のどれかを選び、質問票に回答しました。それと同時期に、尿検査も行われまし

---

vii）元論文は無料でダウンロードできます。PMID：25876570

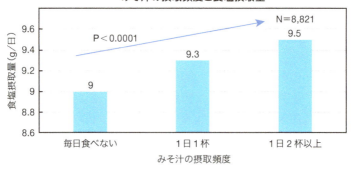

図3-11 同じ人のみそ汁の摂取頻度とナトリウム摂取量を測定した研究[11]の結果
〔Wakasugi et al. 2015より作図〕

た。なぜ尿検査を行うかというと、摂取したナトリウムの約86％が尿に排泄される[12]ことから、ナトリウム摂取量を測定する研究では、尿にどれだけナトリウムが排泄されたかを調べることが多いからです。図3-11は、この研究の結果です。みそ汁の摂取頻度が多い人ほど、食塩（ナトリウム）の摂取量が多いことがわかります。

　ただし、ここで気にとめておきたいのは、**交絡因子**の存在です。調査対象としている原因（例：みそ汁の摂取頻度）以外で、原因と結果（例：食塩摂取量）に影響を与える要因を交絡因子といいます（**図3-12**）。この研究の結果では、みそ汁の摂取頻度が高いグループの平均年齢が、高い傾向にありました（毎日食べない：61.7歳、1日1杯：65.7歳、1日2杯以上：69.7歳、P＜0.0001）。また、日本人では70歳以上の高齢者を除くと、年齢が高いほど食塩摂取量が多い傾向があります[13]。私たちは、"みそ汁をたくさん飲む"という行動をとることと、食塩摂取量の関連をみたいのですが、その両方に関連する"年齢"という交絡因子が存在するために、今見ている結果が、みそ汁の摂取頻度と食塩摂取量を直接的に観察できているものなのか、年齢と食塩摂取量の関連を見ているのか、残念ながらわからないのです。

　ここまで見てきたように、横断研究は、原因（と仮定しているもの）と結果（と仮定しているもの）を同時に測定でき、その関連を観察できる重要

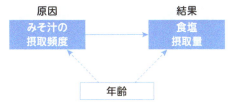

例1）みそ汁の摂取頻度と食塩摂取量の関係

年齢は、みそ汁の摂取頻度と食塩摂取量に、それぞれ関連がある。

調査対象の原因以外で、原因や結果に影響を与えるものを『**交絡因子**』という。

ここでは、年齢が交絡因子となる。

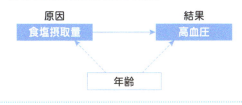

例2）食塩摂取量と高血圧の関係

食塩摂取量と高血圧には、それぞれ年齢も関連する。

年齢が『**交絡因子**』になる。

図3-12　交絡因子の例

な研究です。ただし、横断研究も生態学的研究と同様に交絡因子などのバイアスの可能性が非常に大きいため、仮説の検証のために行うものではなく、主に仮説を提唱するために行うものであることを覚えておいてください。

3.10　コホート研究（cohort study）

　コホート研究は、ある疾病を起こす原因と考えられている要素をもつ群（因子にさらされるという意味で**曝露群**と呼びます）と、その要素をもたない群（**非曝露群**）を一定期間**追跡**し、それぞれの群でどれだけの人が疾病を患うか、あるいは亡くなってしまうか、あるいは健康でいられるか、その率などを比較する研究です。横断研究や生態学研究と違って、研究に参加してもらった個々を"追跡"するという点で大きく異なります。

　参加者の曝露群と非曝露群とを考えるうえで、コホート研究に参加した時点の曝露因子のある/なしや曝露量が測定できなくてはなりません。その最初の調査を**ベースライン調査**といいます。そして、一定期間後（数か月後〜数十年後）の結果（「アウトカム」や「イベント」など多くの呼び方があります）の情報を集めることとなります。期間のはじめで原因（曝

露）を特定しておいて、追跡期間内の結果を測定するので、因果関係を推測するのにはとても役に立つ研究です。ちなみに、曝露群と非曝露群の分け方は、喫煙のある/なしなど2群のものもあれば、栄養素の摂取量のように少ないほうから多いほうまで段階的にいくつかの群（たとえば5群）に分ける方法もあります。

　では、実際のコホート研究の例を見てみましょう。今回は日本で行われているコホート研究、JACCスタディ（Japan Collaborative Cohort Study）の例を紹介します。日本の45地域、約11万人を対象に1998年から追跡調査が行われ、約10年間追跡できた時点でまとめられた一報です[14),viii]。この研究は、ナトリウム摂取量およびカリウム摂取量と、脳卒中や心血管疾患などの循環器疾患の発症や死亡リスクとの関係を検証することを目的として行われました。

　その研究のデザインを図3-13にまとめました。まずJACCスタディではベースライン調査にて研究参加者に対して食物の摂取頻度を尋ねる調査を行いました。ナトリウム摂取量がこの研究の「曝露」となるので、その

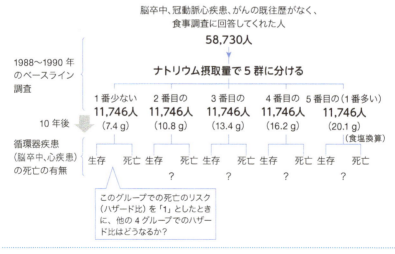

図3-13　ナトリウム摂取量と循環器疾患の死亡リスクの関係を明らかにするために行われたコホート研究[14)]の概要〔Umesawa, et al. 2008より作図〕

---

viii）元論文は無料でダウンロードできます。PMID：18614741

食事調査に応じてくれた参加者がこの研究の対象となります。さらに疾患を新たに患う率を研究するために、その食事調査結果のある参加者のうち、脳卒中、冠動脈心疾患、がんの既往歴がない人を研究対象者として選びました。こうして選ばれた58,730人を、ナトリウムの摂取量の少ない順に5群に分けました。

　ベースライン調査後、JACCスタディでは1〜2年ごとに、亡くなった方の死亡年月日や死因などの情報を集めました。その間、調査地域から転出した人に対しては転出先の市町村にも協力してもらい、情報を集めつづけています。このように、コホート研究では、ベースライン調査に参加してくれた人の、可能な限り全員の結果を得るために、とても地道な努力を積み重ねているのです。転出した人の情報が途中から使えなくなってしまっては、結果の精度が下がるからです。

　では、**図3-14**の結果を見てみましょう。今回はグラフ（論文のTABLE 2をもとに作図したもの）と表（論文のTABLE 2の一部抜粋）を併記しました。余談ですが、グラフは一目で傾向がわかるメリットがありますが、表のデータをもとに一部の情報を削除して加工しているため、結果をきちんと解釈する必要があるときには表のほうが便利です。

　まず左側の脳卒中のグラフを見てみると、ナトリウム摂取量がいちばん少ない群の**ハザード比**（hazard ratio）[ix]を1としたとき、2番目の群では0.96、3番目の群で1.26、4番目の群で1.42、いちばん多い群で1.55でした。これらはナトリウム摂取量がいちばん少ない群の脳卒中死亡リスクと比較した死亡率の相対比になります。つまり2番目〜5番目の群は相対的に1番目の群と比較して死亡率がそれぞれ0.96倍、1.26倍、1.42倍、1.55倍になるということです。いちばん少ない群と2番目の群は同じくらいで、3番目の群以降はナトリウム摂取量が多い群ほどハザード比が1より高い傾向にあるのがわかります。虚血性心疾患による死亡率のグラフでも、ナトリウム摂取量の増加とともにハザード比が上がっています。ハザード比が1を超えて高くなればなるほど、死亡率（や罹患率）が高ま

---

ix）ハザード比：集団を追跡した研究で、曝露量にしたがって疾患の患いやすさがどれほど違うかを表す指標のひとつ。

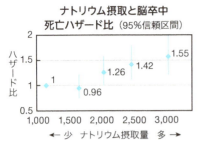
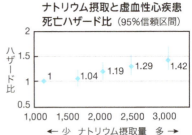

		ナトリウム摂取量					トレンド P*1
		1（少）	2	3	4	5（多）	
	人数	11,746	11,746	11,746	11,746	11,746	
脳卒中死亡	死亡人数	154	144	193	230	265	
	ハザード比*2 (95%信頼区間)	1	0.96 (0.76, 1.22)	1.26 (1.00, 1.59)	1.42 (1.12, 1.80)	1.55 (1.21, 2.00)	<0.001
虚血性心疾患死亡	死亡人数	338	344	402	463	540	
	ハザード比*2 (95%信頼区間)	1	1.04 (0.89, 1.22)	1.19 (1.01, 1.39)	1.29 (1.10, 1.52)	1.42 (1.20, 1.69)	<0.001

*1 ナトリウム摂取量に基づく5群の傾向を検定。
*2 調整済み：BMI、喫煙、アルコール摂取、高血圧症の有無、糖尿病の有無、閉経の有無、ホルモン補充療法の有無、身体活動量、歩行時間、教育状況、精神的ストレス、カルシウム摂取量、カリウム摂取量。

図3-14　ナトリウム摂取量と循環器疾患の死亡リスクの関係を明らかにするために行われたコホート研究[14]の結果〔グラフはUmesawa, et al. 2008より作図〕

ることを意味します。つまり、この研究ではナトリウム摂取量が多い人ほどこれらの疾病での死亡率が高いことを表しているのです。

　コホート研究が、これまで見てきた研究と大きく違うのは、曝露と結果を同じタイミングで測定しないことです。曝露を先に、疾患などのアウトカムやイベントを後に測定することで、曝露要因（原因）と疾患（結果）との時間的な順序に沿った関係を調べることができます。つまり、因果関係をより高い精度で検証することができるのです。そのような理由で、疾病ガイドラインの推奨でラベリングされるエビデンスレベルは、これまで見てきた研究よりも高いと考えられます。

3.11 症例対照研究（case-control study）

　先ほどのコホート研究はとてもよいのですが、実は研究実施のハードルが高い研究なのです。その理由は、たとえば、研究の実施から結果が出るまでに数年から場合によっては数十年かかること、研究期間中は多くのスタッフの協力が必要なことが挙げられます。また、コホート研究は、発症率の低い疾病にはむきません（たとえば1,000人に1人の確率で起こるようなまれな病気では、1万人を調査しても10人しかその病気にならないので現実的ではない）。

　症例対照研究は、これらを逆手にとったような研究手法で、今の状態を結果と考えて、原因を過去にさかのぼって探る研究です[x)]。たとえば、脳卒中発症と関連のある生活習慣を調べたいとします。まず、脳卒中の患者さん（ケース群または症例群という）を集めます。次に、それぞれの患者さんとできる限り同じ集団から脳卒中ではない人（コントロール群または対照群という）を集めます。そして、症例群と対照群の両方に調査票などを用いて過去の生活習慣を尋ね、両群での生活習慣のちがいを調べます。そのときに、何かしら生活習慣のちがい（曝露要因のちがい）が観察されれば、その生活習慣と疾病の因果関係を推定することができるのです。

　では、実際の例を見ていきましょう。シンガポールの鼻咽頭がんの患者さん290人と、性別、人種、年齢（±5歳以内）を合わせた鼻咽頭がんではない290人に質問票を用いて過去の生活習慣を尋ねた研究[15),xi)]を紹介します。図3-15は、その結果です。非喫煙者に比べて元喫煙者、喫煙者は、それぞれ約2.5倍、約4.5倍鼻咽頭がんを発症していた、塩漬けの野菜を週に1回以上食べていた人は、ほぼ食べなかった人に比べて約4.2倍発症していたことがわかりました。

　症例対照研究はまれな疾患を調べたり、比較的手軽に実施できる点はメリットです。一方、症例対照研究の弱点は、対象者を選び出すのが難しい

---

x) 原因を過去にさかのぼる症例対照研究を、後ろ向き（回顧的）症例対照研究といいます。コホート研究内で症例対照研究を行うこともありますが、本書では、後ろ向き症例対照研究を扱います。
xi) 元論文は無料でダウンロードできます。PMID：28063457

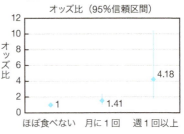

図3-15　鼻咽頭がんと生活習慣の関連を調べた症例対照研究[15)]の結果
〔Yong *et al*. 2017 より作図〕

点です。症例群は、その疾病にかかっている人の代表として選ばれるわけですが、本当に代表となり得るのか判断するのが難しいからです。たとえば、症例対照研究の症例群を一部の大学病院に通院している人にしたとします。そうすると、同じ疾病をもっているのだけれど、何かしらの理由で通院していない人や、診断されずに病気を見逃されている人を症例群にとり込めなくなります。そういう意味で、症例群が本当にその疾病をもっている人の代表となっているのか、判断が難しいのです。また、いちばんの弱点は、過去のことをすべて記憶している人は少ない点です。あいまいな記憶に頼ることになるので、千夏と先輩が話しているように、「思い出しバイアス」も生じやすくなります。こういった弱点があるので、症例対照研究はコホート研究に比べて、エビデンスレベルが下がってしまうのです。

症例対照研究は、コホート研究に比べて、手軽でいいですね！

ところがそんなに手軽でもないのよ。

えっ？　どういうことですか？

がんになった人は、がんについて自分で調べたり、病院で専門職からいろいろがんについての話を聞くでしょ？ そのときに、たばこや食塩がそのがんを発症しやすくする要因と知っていたらどうかしら？

ん～。自分ががんになったのは、たばこや食塩が原因かもしれないと思っているから、少し吸っただけや、実はそれほど食べていなくてもしょっぱいものをよく食べていた、というかもしれないです。

そのとおりよ！ いいスジしてるじゃない。これを"思い出しバイアス"というのよ。

ばいあす？？？

偏りやゆがみのことよ。バイアスが多いほど、その結果の信頼性が下がってしまうの。バイアスは、思い出しバイアスだけじゃないわ。あとで、事例を見ながら、どんなバイアスがあるのか確認することにしましょ。

はいっ！

3.12 介入研究（intervention study）

　ここまで見てきた記述疫学研究、生態学的研究、横断研究、コホート研究、症例対照研究は、研究者はその病気の危険因子や予防因子に変化を促すようなことは何も行いませんでした。そのとき、または未来や過去の状態を観察しました。対して介入研究では、病気の危険因子と考えられている因子をとり除いたり、予防因子と考えられている因子を積極的に提供したりして、対象者に何らかの介入を行います。危険因子や予防因子の有無や量を調整して、その結果、病気や状態が改善するのかを調べようとするものです。もっと簡単にいうと「こういうことをすると、ある状態がこれ

だけよくなった」ということを直接いえるようにするための研究です。具体的には、高血圧の患者さんに降圧剤の薬を飲んでもらうと、どのくらい血圧が下がるか、減塩の食事指導をすることでどのくらい血圧が下がるのか、といったことを研究するのです。

　もう一度、図3-3を見てください。介入研究は、疾病治療ガイドラインにおいて、推奨のエビデンスレベルが高いほうから2番目（ランダム化比較試験）と3番目（非ランダム化比較試験）です。その理由は、もうおわかりですよね？　治療ガイドラインは「"これ"を"このくらい"行うと効果が見込めます」ということを伝えるわけですから、介入研究のように直接"これ"をコントロールした結果がみられたほうが、根拠のレベルとしては他の研究よりも高いと考えられているのです。

　では、なぜ同じ介入研究でも**ランダム化比較試験**（randomized controlled trial；**RCT**）はエビデンスレベルⅡで、**非ランダム化比較試験**はエビデンスレベルⅢなのでしょうか？　図3-16を見てください。ランダム化比較試験は、対象集団を介入群と対照群に分ける際に、パソコンなどを使ってランダムにどちらかを分けるので、研究者や参加者の意図は含まれません。非ランダム化比較試験では、研究者が介入群か対照群かを割りふったり、対象者がどちらかを選択したりします。たとえば、自分で「食事指導を受けたい」と介入群になった人は、そうではない人に比べてやる気があって、それだけでもよい結果が出そうな気もします。このように、ランダムに割付しないと結果の信頼性が落ちてしまうので、エビデンスレベルに差があるのです。

　ちなみに、ランダム化比較試験でも非ランダム化比較試験でもない介入研究もあります。それは対照群（コントロール群）を置かずに、集団に対して介入する前と後の状態を比較する前後比較試験です。ダイエット食品の広告でbefore/afterの写真が載っているものもありますが、あれも前後比較試験です。前後比較試験の場合、対照群がないので、本当にそのダイエット食品の効果で痩せたのか、ダイエット食品とは別の生活行動の影響で痩せたのかといった疑問には答えられません。そのため、前後比較試験のエビデンスレベルは、非ランダム化比較試験と同等か[16]それ以下[17]となります。

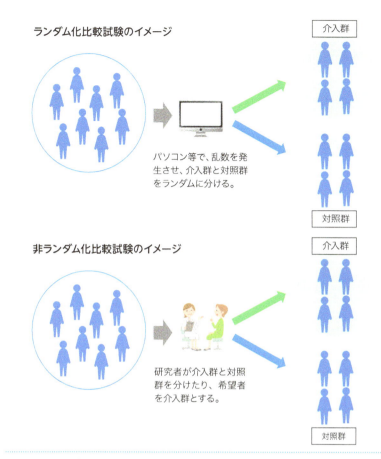

図3-16　ランダム化比較試験と非ランダム化比較試験のイメージ

　それでは、話をランダム化比較試験に戻して論文を見ていきましょう。今回は、高血圧対策の食事パターンとして有名で、アメリカ心臓協会も推奨している[18]DASH食（Dietary Approaches to Stop Hypertension）研究のひとつ[19],[xii]を紹介します。論文を片手に、図3-17を見ていただくとわかりやすいかと思います。

　この研究では、22歳以上の降圧薬を利用していない人で、収縮期血圧が160 mm Hg未満、拡張期血圧80〜95 mm Hgの範囲にある人を対象

---

xii) 元論文は無料でダウンロードできます。PMID：9099655

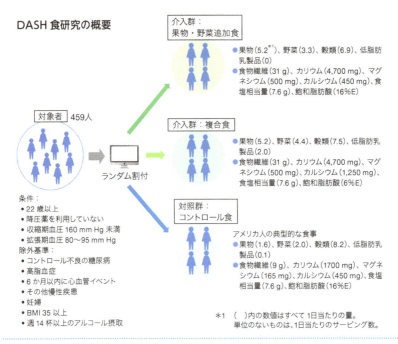

図3-17　DASH食研究の概要（Appel et al. 1997[19]）

としています。コントロール不良の糖尿病、高脂血症、6か月以内に心血管イベントが発生した人、腎不全などその他慢性疾患、妊婦、BMI35以上、週14杯以上アルコールを飲んでいる人（自己申告による）は、対象者から除外されました。そして、対象者に選ばれた459人を、果物と野菜を多くした食事を食べてもらうグループ（154人）、複合食（'the combination diet'）を食べてもらうグループ（151人）、アメリカ人の典型的な食事を再現したコントロール食を食べる対照群（154人）の3群にランダムに分けました。介入群の食事の特徴は、対照群に比べて、果物が3倍強、野菜が1.3～2.2倍多く、複合食群ではさらに低脂肪乳製品の摂取を増やし飽和脂肪酸を減らしたところです。ナトリウム量とエネルギーは、どのグループも同程度です。食事はすべて専用のキッチンでつくられ、対象者はその食堂で食べるか、食事を持って帰って自宅などで食べるかしました。それぞれのグループの食事を8週間続けてもらった結果が図3-18です。コントロール食に比べて、複合食、果物・野菜追加食ともに、収縮

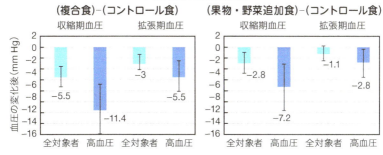

		複合食での変化− コントロール食での変化		果物・野菜追加食での変化− コントロール食での変化	
		mm Hg（97.5% CI）	P値	mm Hg（97.5% CI）	P値
収縮期 血圧	全対象者 (n = 459)	−5.5（−7.4〜−3.7）	<0.001	−2.8（−4.7〜−0.9）	<0.001
	高血圧* (n = 133)	−11.4（−15.9〜−6.9）	<0.001	−7.2（−11.4〜−3.0）	<0.001
拡張期 血圧	全対象者 (n = 459)	−3（−4.3〜−1.6）	<0.001	−1.1（−2.4〜0.3）	0.07
	高血圧* (n = 133)	−5.5（−8.2〜−2.7）	<0.001	−2.8（−5.4〜−0.3）	0.01

＊高血圧は、収縮期血圧140 mm Hg以上または拡張期血圧90 mm Hg以上の人が該当。

図3-18 DASH食研究の結果〔Appel *et al.* 1997[19]〕より作図〕

期血圧が有意に低下していました。特にもともと血圧の高い人たちでは、その下がり幅が大きいことがわかりました。拡張期血圧は、複合食でコントロール食に比べて有意に減少しました。

　介入研究では、その介入以外で結果が変わってしまう要因を介入期間中一定にしておく必要があり、グループ間でも差がないようにしないといけません。DASH食研究では、血圧に影響を与えるナトリウムや、体重変化を起こさないためにエネルギー量を調整しました。その影響はすでに知られていたのでこれらの因子の影響を打ち消したかったのです。さらに研究したい食事以外のものを自由に摂取しないように専用のキッチンで調理して提供するという念の入れようでした。

　仮にこのように介入で見たいもの（例：果物、野菜、低脂肪乳製品）以外を固定していない場合は、どうなるでしょうか？　もしかしたら、複合

食とコントロール食でナトリウム量が大きく異なってしまったかもしれません。その場合の研究結果の解釈は非常に難しくなります。果物、野菜、低脂肪乳製品の効果なのか、ナトリウムの効果なのか、結論づけるのが難しいからです。459人もの多くの人に8週間も協力してもらって、「結果は出たけれど、今回の介入が理由だったのか、みんなが知っているナトリウムが理由だったのか、はっきりわからないんだよね」では話になりません。そのために介入研究を行う研究者は、事前に過去の観察研究や類似の介入研究の結果をよく読み、今回介入しようとしていること以外の要因を洗い出しておく作業をします。そして目的以外の要因の影響を受けないように研究の計画を立てているのです。

このように、**介入研究は、原因と考えられている因子が、結果と考えられている因子に、どの程度影響を与えるか、直接見えるよう設計**された研究です。そこが、観察研究と大きく異なる点、エビデンスレベルが高い所以です。

ただし、介入研究でも、気をつけたいポイントがあります。盲検化（後述）を行ったかどうか、介入中の脱落率はどのくらいであったか、その介入方法は実生活で実施可能かどうか、注意深く読んでいただきたいです。

3.13 システマティックレビュー、メタアナリシス（meta-analysis）

それでは図3-3でエビデンスレベルがいちばん上のシステマティックレビューとメタアナリシスを見ていきましょう。

これらの研究では、以下の段階を踏んで結論を導き出します。

- テーマを設定する。（例：ナトリウム摂取量を減らすと血圧はどうなるか？）

  ↓

- 過去に実施された同じテーマの研究を漏れなく（自分に都合のいいものだけではなく）集める。

  ↓

- 個々の研究内容の質を評価する。（例：対象者の割付は適当か）

- 要約を一覧表にまとめる。

↓

- メタアナリシスの場合は、個々の研究結果の数値（例：血圧が何mm Hg低下したか）を統計的に解析し、ひとつの結果を算出する。システマティックレビューではこのフェーズは行わない。

↓

- 結果の解釈を行う。

　たとえば、あるランダム化比較試験（RCT）では減塩による降圧効果があったけれど、別のRCTでは降圧効果が認められなかったとします。栄養の介入研究ではよくあることです。このように個々の研究で結果が違う場合、同様のテーマの研究を集めてひとつの結果を導き出すことで、そのテーマに対する判断がつきやすくなります。このように、ひとつの研究ではなく、**複数の研究結果を統合して導き出された結果**であることから、エビデンスレベルではいちばん上にランク付けされているのです[xiii]。

　では、減塩の介入研究と降圧効果を確認したメタアナリシス[20],[xiv]を見てみましょう。論文のTable 1を見てください。論文データベースを検索するときの検索式が書かれています。それを図化したのが図3-19です。血圧や高血圧などの介入研究のアウトカムとなる単語、ナトリウムや食塩、摂取などの要因（介入の対象）を示す単語、ランダム化や対照試験などの研究手法を示す単語をすべてorやandでつなぎ、ひとつの検索式を作成していることがわかります。たとえば、減塩の論文を書くときに、著者によっては"ナトリウム"の"制限"とする人もいるだろうし、"食塩"の"減少"とする人もいるでしょう。ナトリウムだけで検索していては、食塩と書いている論文にたどり着くことができません。設定したテーマについて抜け漏れなく検索できるように、このような検索式をつくるのです。

---

xiii) メタアナリシスには、RCTのメタアナリシスだけではなく、コホート研究のメタアナリシスもあります。その場合は、メタアナリシスではあるものの、エビデンスレベルが最も高くなるわけではありません。

xiv) 元論文は無料でダウンロードできます。PMID：12444537

検索式の作成

【結果を表す言葉】
1 Blood pressure（血圧）
2 Hypertension（高血圧症）
3 Plasma renin activity（血漿レニン活性）
4 Renin（レニン）
5 PRA（レニン活性）
6 Aldosterone（アルドステロン）
7 Noradrenaline or norepinephrine（ノルアドレナリンまたはノルエピネフリン）
8 Catecholamines（カテコールアミン）
9 Cholesterol（コレステロール）
10 Triglycerides（トリグリセリド）
11 LDL or lipoproteins, LDL cholesterol（LDLまたはリポタンパク質、LDLコレステロール）
12 HDL or lipoproteins, HDL cholesterol（HDLまたはリポタンパク質、HDLコレステロール）

13.1〜12をすべて"or"でつなぐ

【要因（介入の対象）を表す言葉①】
14 Sodium（ナトリウム）
15 Salt（食塩）
16 Sodium chloride（塩化ナトリウム）

17.14〜16をすべて"or"でつなぐ

【要因（介入の対象）を表す言葉②】
18 Diet（食事）
19 Dietary（食事）
20 Intake（摂取）
21 Restriction or reduction（制限または減少）

22.18〜21をすべて"or"でつなぐ

23.17 and 22

【研究手法と表す言葉】
24 Random（ランダム）
25 Random allocation（ランダム割付）
26 Randomised（ランダム化）
27 Randomized（ランダム化）
28 Randomisation（無作為化）
29 Randomization（無作為化）
30 Controlled trials（対照試験）

31.24〜30をすべて"or"でつなぐ

32.13 and 23 and 31
("Blood pressure" or "Hypertension" or "Plasma renin activity" or "Renin" or "PRA" or "Aldosterone" or "Noradrenaline" or "norepinephrine" or "Catecholamines" or "Cholesterol" or "Triglycerides" or "LDL" or " LDL lipoproteins" or "LDL cholesterol " or "HDL" or "HDL lipoproteins" or "HDL cholesterol") and ("Sodium" or "Salt" or "Sodium chloride") and ("Diet" or "Dietary" or "Intake" or "Restriction" or "reduction ") and ("Random" or "Random allocation" or "Randomised" or "Randomized" or "Randomisation" or "Randomization" or "Controlled trials")

33.人に限定

図3-19　He et al. 2002[20]の検索式（Table 1）を図化

　システマティックレビューやメタアナリシスの論文を読んで、検索式が載っていたら少し時間をかけて見るようにしましょう。これは後日、自分で論文を検索する際に、どの単語で検索すればよいのかヒントになります。
　次に論文のFigure 1を見てください。多くのシステマティックレビューやメタアナリシスの論文で、このような図が掲載されています。これは先ほど作成した検索式で論文データベース（MEDLINE[xv]）やCochrane

---

xv）米国国立医学図書館（National Library of Medicine）が作成する医学文献データベース。PubMedはMEDLINEのデータを検索するために開発されたもの。

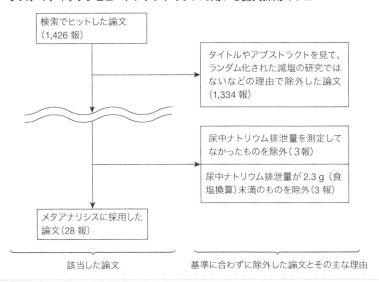

図3-20 システマティックレビュー、メタアナリシスで用いる論文採用のフロー
(He et al. 2002[20])の論文採用フローをもとに筆者改変)

Library[xvi]、EMBASE[xvii]など)を検索しヒットした論文から、どのようにふるい分けをして、今回の研究で使う論文を残したのかがわかるフローになっています。それを図化したものが図3-20です。

　論文のTable 2は、それぞれの研究の要約を掲載してくれています。メタアナリシスで使われたそれぞれの文献の、対象者人数、年齢、男女比、白人の割合、研究デザイン、盲検化の方法、介入期間、介入の結果（尿中ナトリウム排泄量と血圧の値）などがまとめられています。論文によって項目は異なりますが、必ず確認するようにしましょう。研究者の仲間からは「すべてのメタアナリシスで質がよいわけではない。実はかなり悪いものもある」といった話を聞きます。実際に医学会においても栄養学のメタアナリシス解析の粗悪さは問題視されています[21]。メタアナリシスに限らずどのような研究デザインでも、質のよい研究・悪い研究はあるのです

---

xvi) コクラン共同計画（The Cochran Collaboration）が作成しているデータベース。
xvii) 薬学・医学の文献検索データベース。

が、メタアナリシスのようにエビデンスレベルが高いといわれていたり、私たち現場の管理栄養士や栄養士が結果を解釈しやすいかたちになっているだけに、見方には注意しなくてはいけないのかもしれません。そのためにも、きちんと研究の要約が記載されている表を見るようにしましょう。だんだんと見慣れてくると、「これは同じ研究機関で何回かに分けて行った研究だ」「介入期間が1週間のものもあれば2年のものもあるな」など、「これらの研究をひとまとめにして結果を出して意味があるのかな？」と悩んでしまう論文に出くわします。そのような場合、筆者は、結果は一応見ますが、「他の論文もきちんと読んでおこう」と考えるようにしています。

　さて、ではお待ちかねの結果を見てみましょう。論文のFigure 2を見てください。メタアナリシスの結果では、**フォレストプロット**といわれる、特徴的な図が載っています。フォレストプロットの見方を覚えておくと便利ですので、**図3-21**を見ながら確認していきましょう。論文のFigure 2では、横軸に収縮期血圧の変化を示しています。0であれば介入前と介入後に変化がなかったことを、0より左にいくほど介入前に比べて介入後の血圧が下がっていたことを示します。次に、フォレストプロットのいちばん下にあるひし形に注目してください。対象者が高血圧・非高血圧どちらであっても、ひし形は0の縦線よりも左側にありますので、減塩の介入をすることは血圧を下げると結論づけることができます。さらに本文を読む

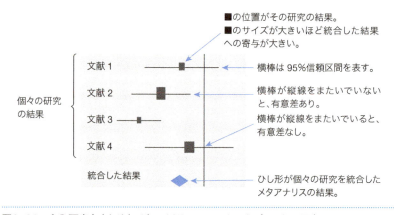

図3-21　介入研究をまとめたメタアナリシスのフォレストプロットの見方

と、食塩相当量約4.6gの減塩を6週間（中央値）続けることによって、高血圧の人で4.96 mm Hg、非高血圧の人で2.03 mm Hg収縮期血圧が下がる結果であったことがわかります。

3.14　学会発表

　図3-3のエビデンスレベルには入っていませんでしたが、学会発表の結果を用いる場合はどうでしょうか？　実は学会発表は、「科学的根拠」とはいえない存在です。それは学会発表と学術論文の性質のちがいにあります。

　学術論文は、研究の成果を報告するにあたって、第三者による査読（peer review）、平たくいうと評価を受けます。論文を学術誌に投稿すると、雑誌の編集委員が同じ分野の複数の研究者に査読を依頼します。査読者は、対象者や測定方法は妥当か、統計手法に誤りはないか、過去の論文を適切に引用しているかなどを確認し、その雑誌に掲載するかどうかをジャッジします。学術雑誌に掲載されている論文は、他の研究者に評価を受けた、いわば科学的成果としてのお墨付きが付いたものです。

　一方、学会発表は、多くの場合は学会参加費を払って申し込めば誰でも発表することができます。多くの学会では、発表の内容が科学的に妥当かどうかなど、細かい評価を受けずとも発表することができるため（一部、評価する学会もあります）、そもそも科学的な情報として扱えるか不確かなのです。そのため学会発表の内容は、"エビデンス"とはいわないのです。

　では、学会は不要なのでしょうか？　学会では自分の研究や考えを発表し、他の人たちと意見交換をし、自分の考えをブラッシュアップするための貴重な場であると筆者は考えています。そのため、不要だとは思っていません。

ここまで疫学研究の方法をエビデンスレベルと合わせてみてきたわ。どう千夏？ 論文を読むのがおもしろくなってきたかしら？

はい！ 読み方がわかると論文を読むのが楽しくなりますね♪

いいことね。じゃあ次は、ひとつひとつの論文を読むときに気をつけたい"バイアス"を見ていくわよ！

バイアス……。どこかで聞いたような……

直訳すると"偏り"や"ゆがみ"。研究方法にバイアスがあるほど、その研究結果をゆがめてしまっている可能性があるの。

研究結果をゆがめる？？？

事例を使ってみていったほうがわかりやすいわ。クイズを出すから、千夏、答えてみなさい！

は、はい。

事例クイズ

特定健康診査（いわゆるメタボ健診）を受けて、メタボと判断された人のうち、その後の特定保健指導を受けた人（実施群）と受けていない人（非実施群）で、1年後の腹囲を比較しました。男女ともに、実施群のほうが有意に腹囲減少が見られました。

（注釈：非実施群は、特定保健指導対象者のうち、一度も特定保健指導を受けたことがない人、または当該年に保健指導は受けたけど途中でドロップアプトしてしまった人です。）

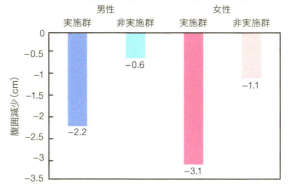

特定保険指導の実施有無と1年後の腹囲減少

上記の事例は、特定健診・保健指導のワーキンググループが発表した資料[22]を参考に作成しました。

ここで起きうるバイアスは何でしょうか？

この事例は、健康指導を受ける人ってどんな人か想像してみるとわかりやすいわよ！

　ここで考えられるバイアスは、交絡バイアスです。
　交絡は、調査対象としている原因（ここでは特定保健指導の実施の有無）以外で、原因と結果（ここでは腹囲）に影響を与える要因のことでしたね（p.48参照）。この事例では、少なくとも3つの交絡バイアスが考えられますので、ひとつずつ説明します。
　1つ目は、非実施群は、もともと不健康な人が多かったのかもしれない

点です。健診後に別の病気が見つかった人やケガや病気で入院をした人は、特定保健指導を受けることができません。そして、それらの治療を行うために、腹囲減少をするための生活改善は後回しになってしまったのかもしれないと考えられます。2つ目は、非実施群には特定保健指導を受ける時間的な余裕や心のゆとりがなかった人が多い可能性がある点です。そういう人は、腹囲を減らす方法を頭ではわかっていたとしても、それを行動に移すことの優先度が低いことが考えられます。そのために腹囲の減少が少なかったのかもしれません。3つ目は、実施群の人のほうが、非実施群の人に比べて健康意識が高かった可能性が考えられる点です。当然、健康意識が高いほうが行動変容もしやすく、腹囲も大きく減少する可能性が高いです。

　これらの要因は、特定保健指導を受けることに影響を与え、さらに腹囲にも影響を与えるので、交絡因子となります。この事例では、このような交絡バイアスの存在があるため、特定保健指導の実施有無と腹囲減少について因果関係を示せていない可能性があります。

　この事例にかかわらず、対象者をランダム化していない介入研究や、健康診断の受診の有無でコホート研究を行う場合には起こりうるバイアスです。

事例クイズ 2

A市は、2000年から減塩キャンペーンを実施してきました。A市の減塩の実施状況について報告します。

自らの食生活で食塩の摂取が「少なめだと思う」と回答した者は、2005年調査時の10％に比べて2015年では30％と3倍になりました。このことから、A市のWebサイトでは、減塩キャンペーンは確実に成果を上げていると報告しています。

(注釈：アンケートは「塩分の摂取量についていちばん近いと思うものに○をつけてください」で、選択肢は「少なめだと思う」から「多めだと思う」の3段階。)

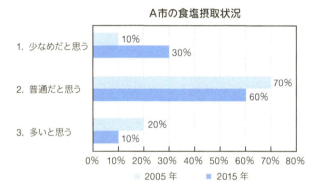

A市の食塩摂取状況

上記の事例は、ある市のWebサイトに掲載されていたものを参考に作成しました。

この結果から、A市が本当に減塩に成功したといえるでしょうか？

ここで考えられるバイアスの可能性は何かしら？
ヒントは"減塩"をどう測っているかよ。

　人がどのくらいのナトリウムを摂取しているのかを測定するには、いくつかの方法があります。想像できる限り挙げてみましょう。

1）アンケート
- アンケートで、自分の食塩摂取量が多いか少ないかを尋ねる。多いと回答したら平均的な摂取量に1.3倍をかけて、少ないと回答したら0.7倍にして摂取量を推定する。
- アンケートに食塩含有量の多そうな食品やメニューを記載し、1週間にどのくらいの頻度でどの程度食べているかを尋ねる。たとえば、みそ汁を毎日1日2回食べていると回答した場合は1.2ｇ（みそ汁1杯の食塩含有量）×2回＝2.4ｇの食塩をみそ汁から摂っていると算出する。同様に他の食材やメニューでも計算を行い、1日の平均的な摂取量を推定する。

2）食事記録
- 3日間の食事の内容と重量をすべて記録してもらい、回収後に栄養士が栄養価計算をして食塩摂取量を算出。3日間の平均をとり、その人の食塩摂取量と推定する。
- 3日間すべての調理を栄養士が観察し、使った材料や調味料の量を正しく記録する。その料理の食べた量を計算し、食塩摂取量を算出する。

3）尿中ナトリウム排泄量
- 摂取したナトリウムのおよそ86％が尿中に排泄される[12]ため、24時間分の尿を採取し、尿に排泄されたナトリウム量を測定する。排泄されたナトリウム量を0.86で除して摂取したナトリウム量を推定する。
- 1回の尿を採取し、推定式にしたがってナトリウム摂取量を推定する。

　このように、ある人の食塩（あるいはナトリウム）摂取量を測定するにはさまざまな方法があります。実際に摂取した食塩量が12ｇだったとして、上記のすべての方法で12ｇと算出できるでしょうか？　おそらく正解の12ｇに近いものから、そうでないものまでありそうです。このように、測定方法によって真の値からずれてしまうことを**測定誤差**といい、それによって起こるゆがみを**情報バイアス**（information bias）といいます。
　私たちが扱っている栄養分野は、情報バイアスの起きやすい分野です。薬のように、ある成分が何mg入っているか、何から摂ったかはっきりわ

かるわけではないからです。人が食べている食事の内容は毎日違うため、そのような日々の変化があるなかで、栄養素を測定しなくてはいけません。そのため、測定誤差があるのは避けては通れません。しかし、できるだけ測定誤差が小さくなる方法で測定しようと考えるのが普通です。ところが厄介なことに、正確に測定しようとすると、専用の機器や検査が必要で費用もかかり、対象者の負担も増えてしまうのが一般的です。そこで、今必要な測定精度と実行可能性を検討して、今行うべき測定方法を選択する必要があるのです。

　食塩摂取量の測定では、学術論文で発表するような場合は24時間蓄尿をし、ナトリウム排泄量を測定して、摂取したナトリウム量を推定する方法が多く使われています。食塩摂取量をできる限り正しく測定しようとすると、この方法が最もスタンダードな測定法です。しかし当然、普段の栄養指導で、これを毎回患者さんにやってもらうのは大変です。そこで、ある1回の尿（スポット尿）をとるだけでナトリウム摂取量が推定できるよう、推定式の開発が進められています[23]。

　では、食事記録法はどうでしょうか？　こちらは対象者に、どれだけ漏れなく、正しく、食べたものと重量を記載してもらえるかにかかっています。正しく記録してもらえれば正確な値に近くなりますし、大雑把に書いた食事記録では食塩摂取量の推定には使えないこともあります。また、できるだけ正しく書こうとすると、あまり多くのものを記録するのが面倒なので、普段食べているものと変えてしまう可能性もあります。そこが食事記録の難しいところです。

　最後に、アンケートや調査票はどうでしょうか？　対象者にとっても、測定する側にとっても、いちばん手軽な方法かもしれません。しかし、食塩の摂取量の推定に関しては、必ずしも精度が高いとは限りません。食事の調査票として有名なDHQ（自記式食事歴法質問票：self-administered diet history questionnaire）やBDHQ（簡易型自記式食事歴法質問票：brief-type self-administered diet history questionnaire）[xviii]で推定した食塩摂取量と24時間蓄尿の結果を比較したところ、有意差はあるも

---

xviii) DHQやBDHQのWebサイト　http://www.nutrepi.m.u-tokyo.ac.jp/dhq/dhq.html

のの相関係数が0.3〜0.4程度[24,25]と、それほど高くはないとの結果でした。このように、手軽な測定方法がスタンダード測定法と比較してどの程度有用性があるかを調べることを"妥当性の検討"といいます。食事に関するアンケートは、妥当性が不十分または検討がなされていないものが多く、結果を解釈するのが難しいことが多々あります。事例2で紹介したアンケートがその一例です。このことからもわかるように、妥当性の検討がされていないアンケートはその誤差すら読めないので、調査には使えません。相関は高くはないかもしれませんが無相関でもないので、できる限りDHQ・BDHQのような妥当性の検討をしている食事調査票を用いるようにしましょう。

　どのような方法でも情報バイアスが潜んでしまうものです。それぞれの特徴を把握してバイアスに対して敏感かつ柔軟に考えるのがよいと思います。今回の減塩キャンペーンが成功したか否かを判断したいという事例では、問題点がありながらも適切な方法は、1人につき数日にわたって行った食事記録法か尿中のナトリウムを測定する方法がもっとも妥当（バイアスの少ない）な答えを与えてくれると考えられます。

　たとえ、エビデンスレベルが高いとされるランダム化比較試験であっても、このように測定方法のちがいによって、その結果の質に影響を与えることになります。そのためにも、論文を読むときには、測定方法が記載されている"方法（method）"を注意して読む必要があるのです。

事例クイズ 3

ストレスを緩和して気分をすっきりさせるサプリメント（機能性表示食品）の無作為化対照試験です。健康なボランティアをサプリメント投与群とプラセボ投与群にランダムに分けて、その効果を測定しました。ストレス改善の程度は、医師が聞きとりを行います。また、その医師は、患者さんがサプリメント投与群とプラセボ投与群のどちらであるかを知っています。

<small>上記の事例は、ある会社が、機能性表示食品の科学的根拠として消費者庁に提出した論文を参考にしました（商品名や会社名がわからないように、効果などは架空のものにしています）。</small>

ここで起きるバイアスは何でしょうか？

この事例では、自分が診断をする医師だったらどう考えるか、想像してみるといいわよ。

　この事例でバイアスとなるのは、診断する医師が、その対象者がサプリメント投与群とプラセボ投与群かを知っていて診断することです。これもまた**情報バイアス**（information bias）のひとつです。特にこうした例は、**観察者バイアス**（observer bias）といいます。医師も人間ですから、どうしても「サプリメント投与群のほうがよくなっているはずだ」との思い込みが生じて、診断に影響を与えてしまう可能性があるのです。そうすると、「サプリメント投与群に優位な結果になってしまいそう」という懸念が拭えないのです。

　では、このバイアスを回避するにはどうしたらよいのでしょうか？　それには**盲検化**（blinding/マスキング）という方法を使います。まず、対象者が、自分がサプリメント投与群かプラセボ投与群かをわからなくする方法を単盲検といいます。これは、自分がどちらの群か知った対象者が、結果に影響を与えるような行動を起こしてしまい（例：サプリメント投与群の人が、ストレスを改善させるような生活行動をする）、サプリメントの効果が見えづらくなるのを防ぐためです。次に、結果を測定する人

（例：診断する医師）も、その対象者がどちらの群かわからなくする方法を二重盲検といいます。さらに、その結果を解析する人も誰がどちらの群かわからないまま解析をする方法は三重盲検です。

　エビデンスレベルが高いとされるランダム化比較試験であっても、研究の実施方法によってバイアスが生じ、結果の信頼度が変わります。やはり、論文を読むときは"方法（method）"をきちんと読むことが重要です。しかし、食事の介入研究は、薬やサプリメントと異なり、盲検化が難しいです。たとえば、野菜の摂取量を増やすような介入研究では、野菜を増やしたことを対象者にわからなくすることに無理がありますよね。このように、研究テーマによっては、盲検化ができない場合もあります。

事例クイズ ❹

大腸がん患者を対象に、生活習慣との因果関係を探るため、後ろ向き症例対照研究を実施しました。大腸がんの患者100人に対して、それぞれ性別や年齢、他の疾病履歴を合わせた対照者100人に参加してもらい、大腸がん群（症例群）と対照群100組のペアをつくりました。それぞれに10年前の野菜と果物の摂取量を尋ねた結果、大腸がんの群で有意に野菜と果物の摂取量が少ないことがわかりました。

この事例で起きうるバイアスは何でしょうか？

この事例は、自分ががんにかかって回答していると想像するとわかりやすいわ！

　後ろ向き研究のようにすでに結果（大腸がんの有無）がわかっている場合には、大腸がんである人のほうがそうでない人に比べて、大腸がんについて医師などの医療職から聞くことが多いし、自分でインターネットを調べることも多いはずです。そのようにして見聞きした情報のなかに「野菜や果物の摂取量が少ないと大腸がんのリスクが上がる」といったものがあり、それが患者さんの記憶に残っていたらどうでしょうか？　同じ量を食べていたにもかかわらず、患者さんのほうが「自分が食べていた野菜や果物の量は少なかった」と思ってしまう可能性があります。このように思い出し方が症例と対照によって変わってしまい、結果的に影響を与えてしまうことを**思い出しバイアス**（recall bias）といいます。

　また、質問する側が、患者さんには特に熱心に質問してしまうことも考えられます。ここで生じるバイアスは質問者バイアスといいます。思い出しバイアスも質問者バイアスも、情報バイアスのひとつです。

秋山先生！ この前の、食塩摂取と血圧の論文の件、お待たせしてすみませんでした！

あ、千夏さん。

先日の論文は横断研究の結果です！ ですので、あれだけで結論づけるのはよくないですね。食塩摂取と血圧の関係はRCTも多く、そのメタアナリシスも出ています。結論としては、日本人の摂取量のレベルであれば減塩することで降圧効果は期待できます。特に高血圧の患者さんのほうがその効果は顕著に出る可能性が高いです！

わざわざ、調べてくれたんですか！
ありがとうございます！

いえいえ、これも秋山先生のためですから。

え？ 僕のため？ それって……

え？ あっいやー あれですよ！ 私が成長することによって、この病院のためになり、それが巡り巡って秋山先生のためになるかなーという解釈でして……
いやー あははは。それじゃ、ばいばいきーーん！

あ、千夏さん…… いってしまった……

参 考 文 献

1) 日本高血圧学会高血圧治療ガイドライン作成委員会 編, 高血圧治療ガイド2014年〔電子版〕
2) 日本糖尿病学会 編, 科学的根拠に基づく糖尿病診療ガイドライン2010, p. 31, 南江堂, 2010.
3) 日本糖尿病学会 編著, 糖尿病診療ガイドライン2016, p. 40, 南江堂, 2016.
4) Ruiz-Granados ES, Shouls G, Sainsbury C, Antonios T. *A salty cause of severe hypertension*. BMJ Case Rep. 2012 Feb. 25 ; 2012.
5) 佐々木敏, わかりやすいEBNと栄養疫学, p. 50〜78, 同文書院, 2005.
6) 厚生労働省：平成8〜26年「患者調査」
7) 自動車検査登録情報協会：平成24年「自動車保有台数」
   https://www.airia.or.jp/publish/statistics/number.html〔閲覧日2018年1月7日〕
8) 内閣府：平成24年「県民経済計算」(1. 総括表, 9. 1人当たり県民所得)
9) 厚生労働省：平成24年「国民健康・栄養調査」
10) 総務省統計局：平成11〜26年「家計調査結果」
11) Wakasugi M, James Kazama J, Narita I. *Associations between the intake of miso soup and Japanese pickles and the estimated 24-hour urinary sodium excretion : a population-based cross-sectional study*. Intern Med. 2015 ; 54(8) : 903-10.
12) Holbrook JT, Patterson KY, Bodner JE, Douglas LW, et al. *Sodium and potassium intake and balance in adults consuming self-selected diets*. Am J Clin Nutr. 1984 ; 40 : 786-93.
13) 厚生労働省：平成27年「国民健康・栄養調査」
14) Umesawa M, Iso H, Date C, et al. *Relations between dietary sodium and potassium intakes and mortality from cardiovascular disease : the Japan Collaborative Cohort Study for Evaluation of Cancer Risks*. Am J Clin Nutr. 2008 ; 88 : 195-202.
15) Yong SK, Ha TC, Yeo MC, et al. *Associations of lifestyle and diet with the risk of nasopharyngeal carcinoma in Singapore : a case-control study*. Chin J Cancer. 2017 ; 36 : 3.
16) 日本糖尿病学会 編著, 糖尿病診療ガイドライン2016, 南江堂, 2016.
17) 日本肝臓学会 編, 肝癌診療ガイドライン2013年版, 金原出版, 2013.
18) American Heart Association（米国心臓協会）Webサイト　http://www.heart.org/en/health-topics/high-blood-pressure/changes-you-can-make-to-manage-high-blood-pressure/managing-blood-pressure-with-a-heart-healthy-diet〔閲覧日2018年9月22日〕
19) Appel LJ, Moore TJ, Obarzanek E, et al. *A clinical trial of the effects of dietary patterns on blood pressure. DASH Collaborative Research Group*. N Engl J Med. 1997 ; 336(16) : 1117-24.
20) He FJ, MacGregor GA. *Effect of modest salt reduction on blood pressure : a meta-analysis of randomized trials. Implications for public health*. J Hum Hypertens. 2002 ; 16 : 761-770.
   ＊本書の事例では検索式を説明するために2002年の論文を参照しました。最新の情報は、下記にてご覧ください。
   He FJ, Li J, Macgregor GA. *Effect of longer term modest salt reduction on blood pressure : Cochrane systematic review and meta-analysis of randomised trials*. BMJ. 2013 ; 346 : f1325.
21) Barnard ND, Willett WC, Ding EL. *The Misuse of Meta-analysis in Nutrition Research* JAMA. 2017 ; 318 : 1435-1436.

22）特定健診・保健指導の医療費適正化効果等の検証のためのワーキンググループ：最終取りまとめ，平成27年
23）Uechi K, Asakura K, Ri Y, et al. *Advantage of multiple spot urine collections for estimating daily sodium excretion : comparison with two 24-h urine collections as reference. J Hypertens.* 2016 Feb ; 34(2) : 204-14.
24）Sasaki S, Yanagibori R, Amano K. *Validity of a self-administered diet history questionnaire for assessment of sodium and potassium : comparison with single 24-hour urinary excretion. Jpn Circ J.* 1998 ; 62(6) : 431-5.
25）Sakata S, Tsuchihashi T, Oniki H, et al. *Relationship between salt intake as estimated by a brief self-administered diet-history questionnaire (BDHQ) and 24-h urinary salt excretion in hypertensive patients. Hypertens Res.* 2015 ; 38(8) : 560-3.

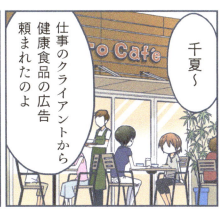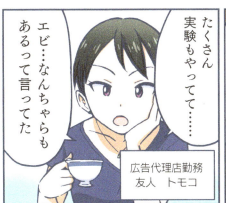

第4章 これだけはおさえておきたい疫学・統計用語

　この章では、私たちが、各種疾病治療ガイドライン、厚生労働省など行政が出している報告書、学術論文などを読んで理解するために、おさえておきたい専門用語を紹介します。なお、ここでピックアップした用語は、資料を読む際に「これだけは知っておいたほうがよい」と筆者が経験的に感じているものです。少し偏っていると感じる方もいらっしゃると思いますが、お付き合いください。

4.1 データのバラツキ（分布）を表す用語

　私たちが見るデータは1人だけのものとは限りません。特に疫学の場合は、複数の人を測定したデータを見ることのほうが多いです。たとえば、100人の食塩摂取量を測定したとします。100人のデータをひとつひとつ（Aさんの摂取量は8ｇ、Bさんの摂取量は10ｇ、Cさんの摂取量は12.5ｇ、……）いっても、聞いている人にはピンときません。そこで、その集団の（摂取）状況を一言で表す用語が必要になります。たとえば「平均値」がそうです。「100人の食塩摂取量の平均値は10.5ｇです」といったほうが、聞いている人もわかりやすいですよね。このように、集団のデータの特徴を表す用語には、「平均値」「中央値」「標準偏差」などがあります。これらの値の意味を知っておくと、ある集団のデータを見たときに、集団全体のデータの状況がどのようになっているのか、そのバラツキ（正しくは分布）をイメージしやすくなりますので、それぞれの特徴を紹介していきます。

● **分布**（distribution）
　「この花はアジア一帯に分布している植物です」と使うように、分布は広がりを表す言葉です。疫学や統計では、データの広がり方を表す言葉と

して用いられます。

　分布を図示したものをヒストグラムといい、ヒストグラムには**図4-1**のように、いくつかの形があります。正規分布は、のちほど紹介する「平均値」と「中央値」と「最頻値」が同じで、対称の形をしています。統計の計算は、データが正規分布していると仮定して行われます。しかし、栄養素や食材の摂取量は、どちらかというと正規分布ではないことのほうが多いです。**図4-2**を見ていただくと、そのことがわかると思います。図4-2

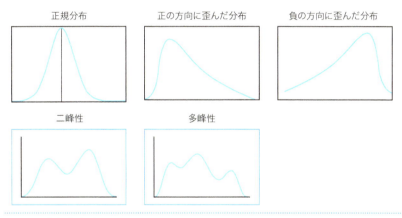

図4-1　主な分布形

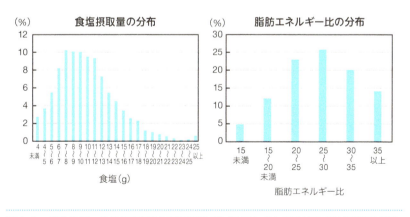

図4-2　身近なデータの分布例〔食塩摂取量は平成23年、それ以外は平成28年「国民健康・栄養調査」の結果[1,2])〕**(つづく)**

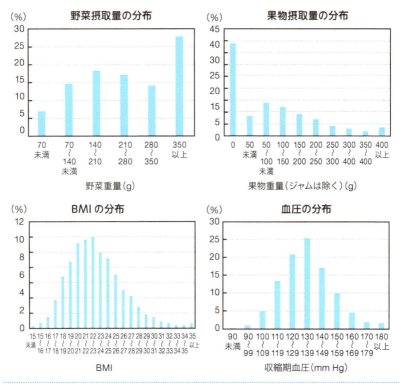

図4-2　身近なデータの分布例〔食塩摂取量は平成23年、それ以外は平成28年「国民健康・栄養調査」の結果[1,2]〕（**つづき**）

の果物の例は、著しく正の方向に歪んだ分布をしています。

　本書では扱いませんが、正規分布ではないデータの統計計算を行うときは、計算上正規分布に近づけてから統計計算を行うことになります。また、歪んだ分布のときには、外れ値[i]（outlier）の存在にも注意が必要です。

**図4-3は国民健康・栄養調査の結果表よ。
結果に平均値と中央値が載ってるわ。
この2つの値のちがい、わかるかしら？**

---

i) 外れ値：多数の他の値から大きく外れた値のこと。測定ミスや記入ミスで起こる場合や、正しい測定方法であっても値が大きく外れる場合もあります。

国民健康・栄養調査　栄養素等摂取量

		総数			1-6歳			7-14歳		
		平均値	標準偏差	中央値	平均値	標準偏差	中央値	平均値	標準偏差	中央値
調査人数	人	26,133			1,244			1,988		
エネルギー	kcal	1,865	524	1,804	1,258	325	1,252	1,976	495	1,89
たんぱく質	g	68.5	21.4	66.1	44.1	13.7	43.5	70.9	18.4	68.
うち動物性	g	37.4	16.8	35.1	24.9	10.9	23.8	41.5	14.3	39.
脂質	g	57.2	22.6	54.2	39.9	15.6	38.3	63.9	20.7	60.
うち動物性	g	29.1	15.2	26.7	21.3	10.7	20.1	35.5	14.0	33.
飽和脂肪酸	g	15.74	7.13	14.57	12.49	5.60	11.69	20.36	7.15	18.9

図4-3　平均値と中央値（平成28年「国民健康・栄養調査」[2]）

● 平均値（Mean）

　平均値は、観察したデータをすべて足して、観察データ数で割ったもので、データの分布状況を表す値のひとつです。表4-1で9人の食塩摂取量の平均値を示しました。平均値は、個々のすべてのデータを足して、データ数で割ることで計算できます。表の例では、（9.5＋11.6＋7.4＋9.4＋15.1＋12.6＋8.1＋8.5＋9.3）÷9＝10.2 gが、この9人の食塩摂取量の平均値です。

表4-1　食塩摂取量の平均値と中央値（例）

● 平均値

メンバー	食塩摂取量(g)
Aさん	9.5
Bさん	11.6
Cさん	7.4
Dさん	9.4
Eさん	15.1
Fさん	12.6
Gさん	8.1
Hさん	8.5
Iさん	9.3
平均値	10.2

● 中央値

メンバー	食塩摂取量(g)
Cさん	7.4
Gさん	8.1
Hさん	8.5
Iさん	9.3
Dさん	9.4
Aさん	9.5
Bさん	11.6
Fさん	12.6
Eさん	15.1
中央値	9.4

● **中央値（Median）**

　中央値は、データを小さい順に並べたときに、ちょうど真ん中（中央）に位置するデータの値をさします。表4-1の右側の表は先ほどの食塩摂取量を測定した9人の中央値です。9人のデータを順に並べて、真ん中である5番目のDさんの値が中央値となります。

　また、中央値の仲間に、パーセンタイル（percentile）[ii]という値があります。10パーセンタイル、25パーセンタイル、75パーセンタイルといった呼び方をします。これはある変数を小さい順に値を並べて100分割したときの10個目の値、25個目の値、75個目の値をさします。ちなみに、中央値はちょうど真ん中の値ですので、50パーセンタイルです。

　これと同様の考え方で、栄養分野の論文では、分位数（quantiles、クォンタイル）がよく出てきます。これは、すべてのデータを何分割にしたかを示すもので、5分割したものを**五分位数**（quintile、クインタイル）、4分割したものを**四分位数**（quartile、クオータイル）、3分割したものを**三分位数**（tertile、タータイル）といいます。そして100分割したのが百分位数（percentile、パーセンタイル）です。分位数は、それぞれの群でデータ数が均一になります。たとえば、400人のデータを四分位にした場合は、それぞれ100人ずつの4群ができるのです。3章で紹介したJACCスタディでは、対象者をナトリウム摂取量で五分位に分けていました（図3-13）[3]。このように、私たちが読む論文では分位数が頻繁に出てきますので、これもいっしょに覚えておきましょう。

● **平均値と中央値のちがい**

　平均値と中央値のちがいで有名な例があります。**図4-4**は、日本人の世帯所得[iii]のグラフです。グラフ内には平均値と中央値が示されています。平均所得約540万円といわれると「え？　みんなそんなに稼いでいるの？」と思うかもしれませんが、それは上位数パーセントの高所得の人たちのおかげで平均が上がっているためです。中央値は約430万円ですの

---

ii）パーセンタイル（percentile）：パーセンタイルの語源は、percent（百分率）とile（区分）です。
iii）所得：会社員の場合は、会社からもらう給与から給与所得控除を引いた額。給与と同じ意味ではありません。

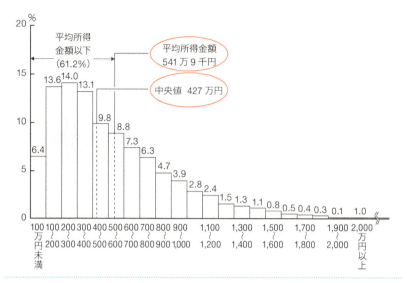

図4-4　日本人の世帯所得〔平成27年「国民生活基礎調査」4)〕

で、「まぁそんな感じかな」とイメージに近い感覚になるかと思います。

　また、グラフをよく見てみると、いちばん多くの世帯が該当しているのは、さらに低い200～300万円の間だということがわかります。このように、最もデータ数が多い値を最頻値（mode）といいます。最頻値も分布を知るためには重要な値のひとつです。覚えておいてください。

　これは、平均値だけを見ていると、データ全体の状況を過大評価（overestimate）してしまう例です。表4-1の食塩摂取量の例も同様に、平均値だけを見ていると、9人の食塩摂取量を過大評価してしまうところでした。ちなみに、過大評価の反対は、過小評価（underestimate）といいます。

● **標準偏差（standard deviation；SD）**

　分布を表す用語で忘れてはいけないのが、**標準偏差**です。図4-5のように、国民健康・栄養調査でも標準偏差は出てきます。論文中の表などでは、standard deviation（スタンダードディヴィエイション）の略で「**SD**」と記載されていることも多いので、「SD」の略語とともに覚えておいてください。

国民健康・栄養調査　栄養素等摂取量

		総数			1～6歳			7～14歳		
		平均値	標準偏差	中央値	平均値	標準偏差	中央値	平均値	標準偏差	中央値
調査人数	人	26,133			1,244			1,988		
エネルギー	kcal	1,865	524	1,804	1,258	325	1,252	1,976	495	1,89
たんぱく質	g	68.5	21.4	66.1	44.1	13.7	43.5	70.9	18.4	68.
うち動物性	g	37.4	16.8	35.1	24.9	10.9	23.8	41.5	14.3	39.
脂質	g	57.2	22.6	54.2	39.9	15.6	38.3	63.9	20.7	60.
うち動物性	g	29.1	15.2	26.7	21.3	10.7	20.1	35.5	14.0	33.
飽和脂肪酸	g	15.74	7.13	14.57	12.49	5.60	11.69	20.36	7.15	18.9

図4-5　標準偏差〔平成28年「国民健康・栄養調査」[2]〕

　標準偏差は、データが、平均値の周辺にどの程度広がっているか（散らばっているか）を表す統計量です。標準偏差の値が小さいほどデータの分布が狭く、標準偏差の値が大きいほど分布の幅が広くなります。たとえば、図4-6の果物摂取量のように、かなり歪んだ分布をしている場合は、平均値の数値を超えるような標準偏差の値になることもあります。

　図4-7は架空のデータですが、BMIの平均値が同じで、標準偏差だけを変えたものです。平均値が同じであっても、標準偏差の大きいほうがデータの分布が広い（平均から離れているデータ多い、バラツキが大きい）ことがわかります。右側の図はデータの分布が広いので、18～49歳のBMIの目標範囲である18.5～24.9[5]を外れる人も多いことがわかります。このようにカットオフポイント[iv]が設定されているデータの場合には、同じ平均値であっても、**標準偏差の大小によって、正常範囲や目標範囲内に含まれるデータ数が異なります**。そこで、標準偏差を見るときには、分布の広がりに加え、正常範囲や目標範囲も意識しながら見るようにしましょう。

　また、標準偏差の特徴として、データが正規分布をしている場合は、平均値からプラス・マイナス標準偏差の値の間に、データ全体の約68％が

---

iv）カットオフポイント：正常とみなされる範囲と異常とみなされる範囲の区切りとなる値。
　　例）血液検査の基準範囲。

●食塩
平均値:10.1 g　SD:4.1 g　中央値:9.6g

●脂肪エネルギー比
平均値:27.4%　SD:6.8%　中央値:27.2%

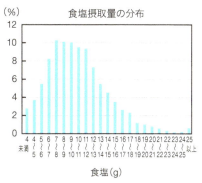
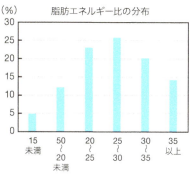

●野菜
平均値:256 g　SD:153 g　中央値:236 g

●果物
平均値:99 g　SD:116 g　中央値:59 g

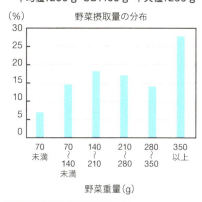
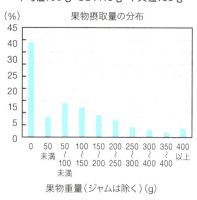

図4-6　栄養素・食材摂取量の平均値、標準偏差、中央値の例
〔食塩摂取量は平成23年、それ以外は平成28年「国民健康・栄養調査」の結果[1,2]〕

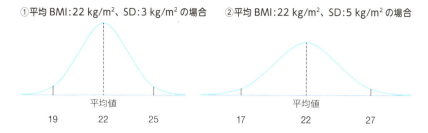

図4-7　平均値が同じで標準偏差が異なる例

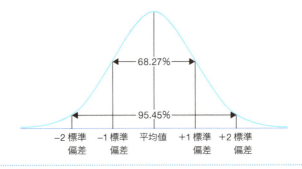

図4-8 標準偏差を理解するための図

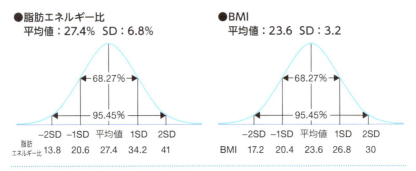

図4-9 平均値と標準偏差の例

存在します。また、平均値から標準偏差×2の間に約95％のデータが存在することになります（図4-8）。

　たとえば、平成28年『国民健康・栄養調査』の結果で考えてみましょう。この年の栄養素摂取量の調査対象は約26,000人です。図4-9は、正規分布に近い脂肪エネルギー比とBMIの、平均値と標準偏差を図示したものです。脂肪エネルギー比の場合は、平均値が27.4％で標準偏差が6.8％なので、24.7－6.8＝20.6、24.7＋6.8＝34.2を計算し、20.6〜34.2％エネルギー比の間に約7割（1SDが68.27％なので、暗算でざっくりとした数値を知りたいときは7割で計算する）の約18,200（26,000人×0.7＝18,200）人の摂取量が含まれるということです。同様にBMIも計算すると、平均値23.6で標準偏差が3.2ですので、23.6－3.2＝20.4、23.6＋3.2＝26.8で、20.4〜26.8の間に約18,200人が含まれることがわかります。

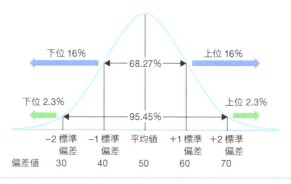

図4-10　偏差値の考え方

　このように、データの分布状況は平均値だけ見ていてはわかりません。平均値の隣に標準偏差（SD）が載っていたら必ず見て、その集団のデータの分布がどのように広がっているかをイメージするようにしましょう。

　ちなみに、受験でおなじみの偏差値も、標準偏差を使って求められる指標です。偏差値50は平均とし、1SDを10としたスケール（ものさし）です。偏差値40は平均−1SDを、偏差値60は平均＋1SDを、偏差値30と70は平均±2SDを表します。標準偏差が1SDを超えるのは上位16％（(100−68)÷2＝16）ですので、偏差値が60の場合は上位16％であることを示します（**図4-10**）。

　ここまでは、データの分布を表す用語を紹介してきました。

　平均値はわかりやすいので、平均値だけを見る人もいますが、そうすると実は大事な情報に気づけないこともあるのです。特に図4-6の果物摂取量の例はわかりやすかったと思います。平均値の99gだけ見ていたら、みんなが100g近く食べているような錯覚に陥ってしまうかもしれませんが、中央値や標準偏差を見ると、大きく正の方向に歪んだ分布であることがわかり、さらに最頻値を調べることができれば、実は0gの人が最も多いこともわかるのです。また、図4-7のBMIのように、標準偏差が大きければ目標範囲内に含まれるデータの数少なくなります。

　このように、大事な情報を逃さないためにも、**データを見るときは、平均値だけではなく、中央値や最頻値、標準偏差などの値も見て、データ全体の分布状況をイメージするクセをつけましょう。**

4.2 結果の確からしさを表す用語

"結果の確からしさ"とはどういうことか、不思議に思われるかもしれません。それを理解するために、まずは**母集団**と**標本**（サンプル）について説明します。

図4-11を見てください。たとえば、日本人の食事の摂取量を知りたいとします。ですので、観察したい対象は日本人全員です。このように観察したい集団全員を「母集団」といいます。日本人全員を調査できるのであればそれに越したことはないのですが、当然、時間とお金がかかってしまうので、現実的にはかなり難しい（というかほぼ無理）です。そのような場合、次に考えられるのは、母集団から、母集団を代表しうる人を選び（抽出という）、その人たちを母集団の代わりとして調べようとすることです。このときに抽出された人たちを「標本（サンプル）」といいます。みなさんがよくご存知の国民健康・栄養調査も、日本人全員を調べているのではなく、日本人のなかから無作為に3万人弱を抽出して行われている標本調査です。

標本調査を行った場合、**標本から得られた結果が、どの程度母集団の実態を反映しているのか**、その"確からしさ"を求めることになります。本項では、確からしさを表す「標準誤差」と「95％信頼区間」を紹介します。

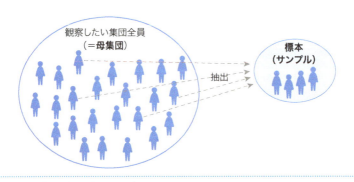

図4-11　母集団と標本（サンプル）

● 標準誤差（standard error ; SE）

標準偏差と似た言葉で**標準誤差**があります。言葉は似ていますが、違うものを表しますので注意しましょう。

標準偏差（SD）は、標本データが平均値（標本平均）の周辺にどの程度広がっているかを表すものでした。対して**標準誤差（SE）は、標本から得られた平均値などの精度（バラツキ）**を表します[v]。図4-12を見てください。母集団から標本を抽出して調査を行うのは、普通は1回ですが、もし同じ母集団から4回標本を抽出して調査を行ったら、どのようになるかを図にしたものです。図のように、標本によって、少しずつ平均値が異

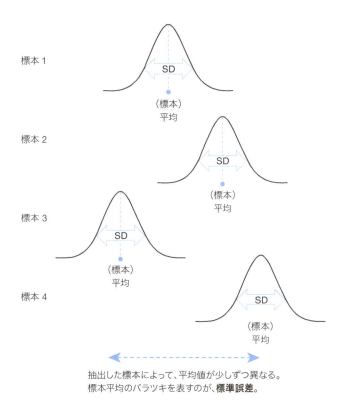

図4-12 標準偏差と標準誤差のちがいを理解するための図

---

v）本文の説明は平均値の標準誤差の説明です。オッズ比などの標準誤差を求める場合もありますが、説明を簡略化するために、平均値の標準誤差について説明しています。

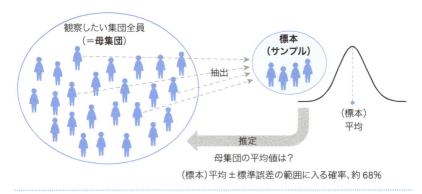

図4-13 母集団の平均値の推定

なる（バラつく）可能性があります。このバラツキの大きさを示すのが標準誤差です。**標準誤差が小さければ標本平均のバラツキが小さく**（つまり、標本平均の精度が高い）、**標準誤差が大きければ標本平均のバラツキが大きい**（標本平均の精度が低い）というわけです。

しかし忘れてはいけないのは、標本調査で私たちが調べることができる平均値は、（当たり前ですが）標本平均です。ですが、本当に知りたいのは、母集団の平均です。そして、標本平均から母集団の平均値（母平均）を統計的に推定することができます（図4-13）。

ここで活躍するのが標準誤差です。母集団の平均値は、標本平均±標準誤差の範囲に約68％の確率で入ることが、標本平均±約2標準誤差の範囲内に約95％の確率で入ることがわかっているので、母集団の平均値を推定することができるのです。たとえば、標本データのBMIの平均値が23、標準誤差が0.5の場合、母集団の平均値は68％の確率（確からしさ）で22.5～23.5の範囲のどこかに、95％の確率で22～24の範囲のどこかに存在するといった具合です。

● 95％信頼区間（95% confidence interval ; 95% CI）

先ほどの標準誤差のパラグラフで、**約±2標準誤差の範囲に、母集団の平均値が95％の確率で入る**ことを説明しました。**この範囲のことを95％信頼区間**といいます。

> Meta-analysis showed that the mean change in urinary sodium (reduced salt v usual salt) was −75 mmol/24 h (equivalent to a reduction of 4.4 g/day salt), and with this reduction in salt intake,
> the mean change in blood pressure was −4.18 mm Hg (95% confidence interval −5.18 to −3.18) for systolic blood pressure and −2.06 mm Hg (−2.67 to −1.45) for diastolic blood pressure.
>
> メタアナリシスで観察された変化量は、 〜中略〜 1日4.4g程度の減塩によって、収縮期血圧は平均 −4.18 mm Hg（95％信頼区間 5.18〜−3.18）、拡張期血圧は平均 −2.06 mm Hg（95％信頼区間 −2.67〜−1.45）であった。

図4-14 論文中の95％信頼区間の記載例〔He et al. 2013[6]）を筆者和訳〕

　論文では、本当によく出てくる用語で、**図4-14**のように、「平均値（95％信頼区間：●●〜●●）」と記載されることが多いです。図の例では、収縮期血圧の変化は平均−4.18 mm Hgで、95％信頼区間は−5.18〜−3.18となっています。これは、バイアスがなかったら母平均は95％の確率で−5.18から−3.18の範囲に入るだろうということです。この場合は、95％信頼区間が−5.18から−3.18なので、この範囲のなかのどの数値になってもマイナスの値をとります。ですので、この場合、高い確率で血圧は下がると推定できたといえます。

　では、もし、平均値−1.6 mm Hg、95％信頼区間が−5.2から2.0であったら、どうでしょうか？　母平均は95％の確率で−5.2から2.0の範囲に入るので、値がマイナス（血圧が下がる）かもしれないし、プラス（血圧が上がる）かもしれません。結局、血圧が下がるといってよいのか、上がるといってよいのか、困ってしまいます。どう結論づけてよいのか判断できないので、下がる・上がるの「どちらともいえない」が結論です。このように、一般的には**95％信頼区間が0（ゼロ）をまたぐと、有意とはいえないと考えます。**

　平均値だけ見ていると、結果を正しく判断できないこともあるので、95％信頼区間が記載されている場合は、必ずその範囲も見るようにしてください。

4.3 有　意

次は、有意差を計算するための統計用語よ！

うげっ……　ついに、統計の計算……

心配は無用よ。統計の計算まではやらないわ。論文を読むときに知っておくと便利な用語を説明するだけよ。

●有意（significant）

有意とは"意味のある"という意味で、有意差とは"意味のある差"ということになります。統計学的に"有意差がある"ということは、偶然とは考えにくい確率で起きており、バイアスがなければ、きっと差はあるのだろうと解釈します。反対に"有意差なし"という場合は、差があるとはいえないと解釈します（差がないとはいえません）。

●P値（probability value、P-value）

疫学や生物医学の分野では、P値が5％未満（$P < 0.05$）で、その研究結果は偶然に起こったものではないとし、「統計的に有意である」と結論づけることが多いです。ですが、この"5％未満"という有意水準は慣例的に使われている数字なので、1％未満や10％未満など、どの数字をもって"有意"と判断するかどうかは、研究によって異なります。有意水準は論文の方法（method）のパートで書かれていますので、注意して確認してください。5％を有意水準としている場合は書かれないことも多いですが、それ以外の場合は書いてあるはずなので、確認するようにしましょう。また、P値だけではなく、95％信頼区間もいっしょに判断するようにしましょう。

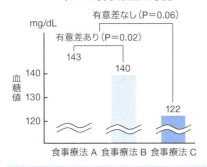
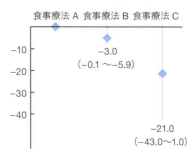

図4-15 統計的有意差と臨床上の意義[vi]（例）

　図4-15は、糖尿病の患者さん（血糖値の平均160 mg/dL）に、3つの食事療法を2か月間行った後の血糖値の結果を表したものです。P値が0.05未満を有意水準すると、食事療法Bは有意差あり、食事療法Cは有意差なしでした。右の食事療法Cのほうが効果が大きそうに見えますが、有意差なしなので、統計的に「食事療法AとCに差があるとはいえない」と解釈することになります。

　ただし、ここで重要なのが、**"統計的に有意差がある"ことと"臨床的に意味がある"ことはイコールではない**、という点です。食事療法Bでは有意差ありでしたが、実際に食事指導をする管理栄養士の立場から、血糖値3 mg/dLの差をどのように見ますか？ 3 mg/dLが重要な差であるならば、患者さんにすすめる食事法の第1選択は迷わずBになります。しかし、3 mg/dLは臨床的にはさほど重要な差ではないと思えば、食事療法A～Cの3つともに紹介してみて、患者さんにやりやすいほうを選んでもらえばよいのです（もちろんA～Cの3つともに糖尿病患者さんの血糖値が下がる食事療法であることが前提です）。

　図4-15の右のグラフも見ておきましょう。こちらは食事療法Aを基準ときの食事療法B・Cの変化量と95％信頼区間を表したものです。食事療法Cでは、95％信頼区間の範囲がかなり広いのがわかります。このこ

---

vi) 図4-15はわかりやすく解説を行う目的で作成したため、多重検定は考慮せずに作成しています。

とから、食事療法Cの効果は個人差が大きいか、食事療法Cの対象者数が少なかったかもしれないことが予測できます。

　論文を読んでいると、ごくたまに「有意差あり」または「有意差なし」しか書いておらず、P値の数値の記載がないものがあります。0.05は最もよく使われる有意水準ではあるものの、絶対に0.05でなくてはいけないものでもありません。0.1でも0.01でも構わないのです。また、「有意差なし」にくくられてしまいますが、P値0.06と0.5とでは解釈の仕方が異なる可能性は多分にあります。こういった理由がわかっていれば数値を載せるはずなのですが、載せていないのは、研究者にとって何かの不都合があってそれを隠したいのか、ただ単に理由がわかっていないだけなのかと思ってしまいます。

　さて、表4-2は、血圧の降圧効果をアウトカムにした各食事療法のメタアナリシスをまとめたものです。どの食事療法で"有意"に血圧が下がっているでしょうか？　カリウムサプリメントを投与する方法は一見効果が大きそうですが、95％信頼区間は－25.2〜2.7 mmHgと幅広く、また0（ゼロ）をまたいでいます。同様にマグネシウムサプリメントの投与も0をまたいでいるので、どちらも有意とはいえません。一方、減塩と

表4-2　血圧の降圧効果をアウトカムにした各食事療法のメタアナリシス

食事タイプ		減塩	カリウムサプリメント	マグネシウムサプリメント	DASH食
食事内容	容量	平均4.4 g/日の減塩	2,000〜4,500 mg	240〜970 mg	
	介入期間	4週〜36か月	8〜16週	8〜26週	2〜26週
降圧効果（収縮期血圧）	平均値(mmHg)	－4.18	－11.2	－1.3	－6.74
	95％信頼区間	(－5.18〜－3.18)	(－25.2〜2.7)	(－4.0〜1.5)	(－8.25〜－5.23)
	P値	<0.001	記載なし	記載なし	<0.001
メタアナリシスに含まれる研究数		30	5	12	17
文献		BMJ 2013 ; 346 : f1325[7]	Cochrane Database Syst Rev. 2006 ; (3) : CD004641.[8]	Cochrane Database Syst Rev. 2006 ; (3) : CD004640.[9]	Nutr Metab Cardiovasc Dis. 2014 ; 24(12) : 1253-61.[10]

DASH食では、P値が0.05未満であり、95%信頼区間も0をまたいでいない（マイナスからマイナス）ので、有意に血圧が下がっているといえます。

このように、**「有意かどうか」を確認するときには、P値と95%信頼区間を見る**ことを忘れず、さらに臨床的に有意かどうか考えるようにしましょう。

4.4　2群の検定

● t検定（t-test）

t検定は、2つの集団の平均値に差があるかどうかを検定する手法です。t検定は初歩的な検定で、ベースライン調査の記述的研究や、介入研究で介入群とコントロール群の結果を比較するときに使われます。

t検定には2種類あって、2つの集団が別々の人の場合は「対応のないt検定（または単にt検定）」、構成メンバーが同じのひとつの集団の前後を比較する場合は「対応のあるt検定」を使います（図4-16）。

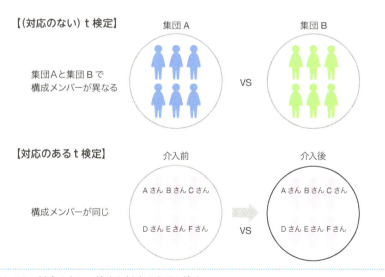

図4-16　対応のないt検定と対応のあるt検定

1）2つの集団が別々の人の場合

たとえば、集団Aの100人と集団Bの100人の身長の平均値に差があるかどうかを検定したときに使います。これは、集団Aを構成する個人は、集団Bを構成する個人とは違うので、対応のないt検定（または単にt検定）を用います。

2）同じ人を対象とした場合

たとえば、100人の食事指導介入前と介入後の血糖値の平均値を比較するときには、**対応のあるt検定**（paired t-test）を用います。介入前と介入後を比較するわけですが、その100人の集団は、介入前も介入後も、100人を構成する個人が同じです。このようなときに用いる方法です。

実際の論文でt検定が使われている例を紹介します。対応のないt検定の例は、この後のカイ二乗検定と併せて紹介しますので、ここでは対応のあるt検定を紹介します（図4-17）。

これは、パキスタンの1,492人を対象としたランダム化比較試験で、介入群はDASH食[vii]を、コントロール群は日常的な食事をしてもらい、介入前後の血圧を測定した研究の結果です[11],[viii]。それぞれの群の構成メ

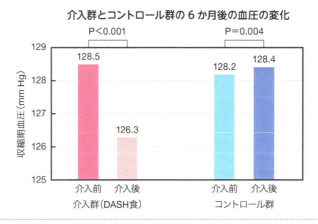

図4-17 対応のあるt検定の例（Naseem *et al*. 2016[11]）を参考に作図）

---

vii）DASH食：Dietary Approaches to Stop Hypertensionの略。有名な高血圧対策の食事パターンです。DASH食の概要は図3-17を参照。
viii）元論文は無料でダウンロードできます。PMID：27427132

ンバーは、介入前も介入後も同じ人です。同じ人の介入前と介入後をそれぞれ比較し、検定をするので、対応のあるt検定を用います。この研究では、介入群は有意に血圧が下がり、コントロール群は有意に血圧が上がったという結果でした。

● **カイ二乗検定（Chi-squared test、χ^2検定）**

先ほどのt検定は数値の比較でした。カイ二乗検定では、ある変数の両群での割合に差があるかを検定する方法です。記述疫学やベースライン調査時の対象者特性に差があるかを検定するときに使われます。

たとえば、男性/女性の割合、好き/嫌いの割合を比較するときに使われます。

それでは、カイ二乗検定と先ほどの対応のないt検定が使われている例を紹介します。高血圧で肥満もしくはやせのグループに、DASH食を一定期間と、日常の食事を一定期間食べてもらい、それぞれの介入後に血圧を測定したランダム化比較試験があります[12),ix)]。表4-3は、その研究の、ベースライン調査時の対象者の特徴を表しているものです。性別と人種の割合に差があるかどうかをカイ二乗検定で検定しています。P値がそれぞれ0.99、0.46なので、差があるとはいえないということがわかります。また、年齢や血圧などの数値の比較には、対応のないt検定が使われています。

表4-3 カイ二乗検定と対応のないt検定の例（Al-Solaiman et al. 2010[12])）

変　数	肥満・高血圧	やせ・正常血圧	P値[*1]
年　齢	40.3±1.7[*2]	36.7±1.8	0.15
性　別	女性12人/男性3人	女性12人/男性3人	0.99
人　種	黒人8人/白人7人	黒人5人/白人10人	0.46
収縮期血圧、mmHg	136.3±1.1	110.4±0.8	<0.001
拡張期血圧、mmHg	88.6±0.9	70.0±0.7	<0.001
BMI、kg/m^2	34.5±1.3	22.8±0.4	<0.001

＊1 性別と人種はカイ二乗検定。それ以外は（対応のない）t検定。
＊2 平均値±標準誤差

ix) 元論文は無料でダウンロードできます。PMID：19626043

4.5 2種類以上のデータの関連

● 回帰分析（regression analysis）

2つのデータに相関があるとき、結果と考えられている因子（**従属変数、目的変数**という）を、原因と考えている因子（**独立変数、説明変数**という）によって予測することができます。それを調べる方法が回帰分析です。また、その予測する式を回帰直線といいます。回帰直線は、数学で習ったy＝ax＋bの一次式です。aは傾き、bはyの切片であると習ったことを覚えているでしょうか？ 回帰分析では、この式の形を使います。ただし、研究論文の世界では、傾きを「b」または「β」、yの切片を「a」や「α」「b0」など、いろいろな書き方をしています（なぜいろいろな書き方をしているのかわからず初めは混乱しました。いまだにその理由は不明です。よって、これはそういうものだと割り切って深追いしないようにしています）。そして、傾きbのことを**回帰係数**（regression coefficient）といいます。

図4-18は、栄養疫学ではとても有名なインターソルトスタディ（INTERSALT Study）[13),x)]の結果から作図したものです。この研究は、

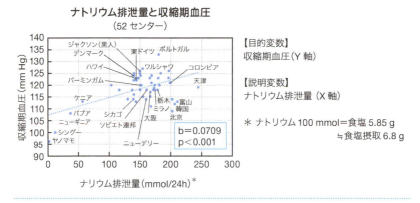

図4-18　回帰係数の例（Intersalt Cooperative Research Group. 1988[13)]）

---

x) インターソルトスタディ：無料でダウンロードできます。PMID：3416162

世界32か国、52センター(地域)で、20～59歳の男女10,079人を対象に、尿中のナトリウム排泄量およびカリウム排泄量と血圧の関連を調べたものです。グラフはナトリウム排泄量と収縮期血圧をプロットし、回帰直線を引いたもので、回帰係数「b＝0.0709」と記載されています。これは、ナトリウム排泄量が1mmol上がると、収縮期血圧は0.0709mmHg高いことを意味しています。

● 分散分析（analysis of variance ; ANOVA）

3群以上の平均値に差があるかどうかを調べたいときには、回帰分析のひとつである分散分析を用います。analysis of varianceの頭文字をとってANOVAと表記されていることも多いので、覚えておくと便利です。

たとえば、野菜の摂取量を少ないほうから順に5群に分け、それぞれのグループの糖尿病の発症率に差があるかを調べるときにはANOVAで検定することになります。帰無仮説は、「すべての群で平均値が同じ」ですので、有意差があった場合は、「どれか1つ以上の群で、他の群と平均値が異なっている」ことになります。つまり、5群のどこかに差があることを統計的に示したことになります（図4-19）。

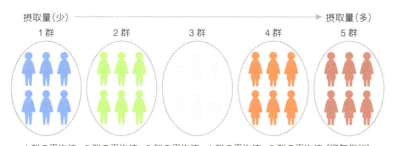

図4-19 分散分析（ANOVA）の考え方

ここで気をつけていただきたいのは、ANOVAでわかるのは「5群の平均値がすべて同じではない」までです。どの群とどの群に差があったのかまではわかりません。それを調べたい場合には、さらにDunnett法[xi]やTukey法[xii]などの検定を行います。

●トレンド検定

　先ほどのANOVAでは「すべての群の平均値が同じではない」ということがわかりました。栄養疫学の研究では、さらに摂取量の多さによって、結果のちがいに**トレンド**（傾向）があるかを検定することも多々あります。

　たとえば、3章で紹介したJACCスタディでも、トレンドの検定が行われています。（**表4-4**）この研究は、ナトリウム摂取量の少ない順に5群に分けて、10年後の脳卒中死亡と虚血性心疾患死亡にちがいがあるかを調べたコホート研究です。結果は、いちばん摂取量の少ない群のハザード比を1としたとき、2番目の群では0.96、3番目の群で1.26、4番目の群で1.42、いちばん多い群で1.55でした[3]。そして表のいちばん右側に「P for trend（傾向のP値）」が記載されています。これが、トレンド検

表4-4　トレンド検定の例（Umesawa *et al.* 2008[3]）

		ナトリウム摂取量					P for trend*1
		1（少）	2	3	4	5（多）	
	人　数	11,746	11,746	11,746	11,746	11,746	
脳卒中死亡	死亡人数	154	144	193	230	265	
	ハザード比*2 （95%信頼区間）	1	0.96 (0.76, 1.22)	1.26 (1.00, 1.59)	1.42 (1.12, 1.80)	1.55 (1.21, 2.00)	<0.001
虚血性心疾患死亡	死亡人数	338	344	402	463	540	
	ハザード比*2 （95%信頼区間）	1	1.04 (0.89, 1.22)	1.19 (1.01, 1.39)	1.29 (1.10, 1.52)	1.42 (1.20, 1.69)	<0.001

*1　ナトリウム摂取量に基づく5群の傾向を検定。
*2　調整済み：BMI、喫煙、アルコール摂取、高血圧症の有無、糖尿病の有無、閉経の有無、ホルモン補充療法の有無、身体活動量、歩行時間、教育状況、精神的ストレス、カルシウム摂取量、カリウム摂取量。

---

xi）Dunnett法：ある群（たとえば摂取量のいちばん少ないグループ）を基準に、その群と他の群に差があるかを調べるときに用います。
xii）Tukey法：すべての群間で差があるか調べたいときに用います。

定を行った結果です。トレンド検定をして、有意差があるということは、**摂取量が増えるごとに、結果の値も増加する（または減少する）傾向がある**ことを示しています。この例の場合は、ナトリウム摂取量が増えるほど、脳卒中や虚血性心疾患での死亡率が高まることを意味しています。トレンド検定は、栄養疫学領域ではよく使われているので、覚えておきましょう[xiii]。

● いろいろな回帰分析

回帰分析を行うためには多くの手段があります。論文でよく見かける用語を紹介しますが、「この用語は回帰分析の手段のひとつなのだ」という程度で見てください。詳しい使い方や注意点は専門書を参照してください。

・重回帰分析、多変量回帰分析（multiple regression analysis）
説明変数が2つ以上ある場合に用います。たとえば、目的変数が血圧で、説明変数がナトリウム摂取量、BMI、年齢と複数ある場合に使われます。

・ロジスティック回帰分析（logistic regression analysis）
目的変数が2値の変数（あり or なし、生存 or 死亡など）の場合はロジスティック回帰分析を用います。たとえば、説明変数が野菜の摂取量、目的変数が大腸がん発症の有無の関連を調べるときなどで使われます。この方法は、基本的にオッズ比を推定するのに用いられ、疾患発生までの時間を考えないのが特徴です。

・比例ハザードモデル（proportional hazard model）、コックスモデル（Cox model）
目的変数が生存時間の場合は、比例ハザードモデルまたはコックスモデルを用います。この方法を使って、ハザード比が推定されます。なお、生存時間とは、観察や介入をはじめてから対象者が亡くなるまでの時間（週や年）を示すものです。

---

xiii）統計学上、必要ないともいわれますが、頻出するので読む側としては覚えていたほうがよいです。

● 相関（correlation）

2種類のデータの関連を表すときに、**相関**という用語がよく使われます（3.8節 生態学的研究（p.45）を参照）。また、その関連の強さを表すのが**相関係数**（correlation coefficient）で、記号は「**r**」がよく使われます。栄養疫学の妥当性研究でよく使われる指標なので、覚えておきましょう。

ちなみに、相関係数は、先ほどの回帰係数とは異なり、絶対値に対する解釈はできません。どういうことかというと、たとえば、回帰係数は、一方の値（X）からYの値を予測ことができます。そして、これは単位（例えば血圧のmmHg）をつけて説明することができます。しかし、相関係数は、XとYの関連の強さを示すだけなので、Xが1増えるとYがどのくらい増える（または減る）とはいえません。そこが回帰係数と相関係数とが、大きく異なる点です。

● ピアソン相関係数（Pearson correlation coefficient）

ある値とある値に、相関関係があるかどうかを検定したいときには、**ピアソン相関係数**を使います。ある一方の値が異なると、もう一方の値も異なることを相関といいます。帰無仮説は「相関がない」なので、P値で有意差がある場合、相関があることを示します。また、相関の強さは相関係数で表されます。相関係数は、−1から1の間の数値をとり、**1に近いほど「強い正の相関がある」**、**−1に近いほど「強い負の相関がある」**ことを示します。0に近いほど相関は弱く、0であれば無相関となります（**図4-20**）。

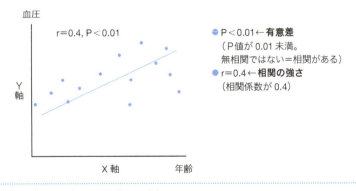

図4-20 相関関係を示すグラフの例

また、相関の検定で、**スピアマン（Spearman）の順位相関係数**（rank correlation coefficient）というのも、研究論文でときどき出てきます。これは、相関を求めたい変数のどちらかひとつでも正規分布していないときに使われます。

4.6 リスクや確率の比を表現する用語

さぁこれで最後よ！ リスク比、オッズ比、ハザード比は、よく出てくる言葉だから、ちゃんと覚えておくのよ！

● 比とは何か？

まず、"比"とは何かを簡単に確認しましょう。「A：B」が「1：1.5」であった場合は、BはAの1.5倍であることを示します。この後に説明するリスク比やオッズ比も"比"を表す言葉ですので、「基準に対して何倍起きやすいのか」を示す言葉であると理解しておいてください。

● リスク比

たとえば、ある一定期間中に「曝露のある集団で、ある事象（例：疾病の発症）が起きた率」と「曝露のない集団で、事象が起きた率」を**リスク**といいます。そして、曝露した群と曝露しなかった群のリスクの比を、**リスク比**または**相対リスク**（relative risk）といいます。論文を読んでいるとよく出てくる言葉なので覚えておきましょう。

図4-21はリスク比の考え方と例を示したものです。例は、3.10節のコホート研究（p.49）で紹介したJACCスタディの結果[3]です。JACCスタディは、ナトリウム摂取量の少ない順に5つの群に分け、10年後に循環器疾患（今回の例では脳卒中）死亡の有無を調べた研究でした。最も摂取量が少ない群を基準として、リスク比（相対リスク）を計算した結果が、それぞれ0.94、1.25、1.49、1.72でした。この場合、「ナトリウム摂取量が多い人（約20g）が10年間で脳卒中で死亡する可能性は、少ない人（約7.5g）の1.72倍である」と解釈することができます。

〈考え方〉

曝露の有無		結果の有無		計	リスク	リスク比 (相対リスク)
		あり	なし			
曝露の有無	あり	a	b	a+b	a/(a+b)…(1)	(1)/(2)
	なし	c	d	c+d	c/(c+d)…(2)	

(1): 曝露のある集団で、事象が起きた率
(2): 曝露のない集団で、事象が起きた率

〈例〉

		脳卒中死亡		計	リスク	リスク比 (最も少ない群を1とした ときの相対リスク)
		あり	なし			
ナトリウム 摂取量の 5分位	1 (7.4 g)	154	11,592	11,746	0.0131	
	2	144	11,602	11,746	0.0123	0.94
	3	193	11,553	11,746	0.0164	1.25
	4	230	11,516	11,746	0.0196	1.49
	5 (20.1 g)	265	11,481	11,746	0.0226	1.72

ナトリウム摂取量が最も多い場合に、脳卒中死亡の相対リスクは1.72であった。つまり、ナトリウム摂取量が最も多い人が脳卒中で死亡する可能性は、最も少ない人の1.7倍である。

図4-21 リスク比（相対リスク）の考え方と例（例はUmesawa et al. 2008[3]より作表）

　相対リスクが表す数値の範囲は、0より大きい数字となり、無限大までありえます。**相対リスクが1であった場合は、曝露グループと非曝露グループのリスクが等しい**ことを表します。**1よりも小さい場合は、曝露要因をもっている人ほどその病気を発症するリスクが低い**ことを示します。たとえば、相対リスクが0.75であった場合は、その曝露があったほうがないよりも、病気の発症リスクが25%（1−0.75＝0.25）低いことを示します。反対に、**1よりも大きい場合は、曝露要因をもっている人はその病気の発症リスクが高い**ことを示します。

● ハザード比(hazard ratio)

　ハザード比は、簡略化して述べると、「追跡期間を考慮したリスクの比」です。研究のアウトカムが、生存時間などの時間を考慮している場合に用いられます。

　ハザード比も、1であれば曝露グループと非曝露グループで事象が起こる確率が等しいことを、1よりも小さい場合は、曝露要因は、その病気になる率と負の関係があること(平たくいうと病気になりにくかったということ)を示し、1よりも大きい場合は、その病気になる率と正の関係があることを示します。ちなみに、3章で紹介したJACCスタディのハザード比と、先ほどのリスク比の値が少しずつ異なっているのは、ハザード比のほうが生存時間を考慮していたり、いろいろな調整をしているためです。

● オッズ比(odds ratio ; OR)

　オッズとは見込みのことです。先ほど紹介した"リスク"は確率を表すので、その数値は0〜1となりますが、"オッズ"は倍率を表すため0〜無限大となります。

　オッズ比は「ある事象の起きるオッズを、曝露群と非曝露群で比較」したものです。オッズ比は、横断研究、コホート研究、症例対照研究の結果として使われますが、症例対照研究では、ほぼすべてオッズ比が使われます。それは、症例対照研究では、対照群(コントロール群)は対象としている疾病にかかっていない人たちであり、必ずしも母集団の非罹患率を代表していないため、リスクが計算できないためです。

　図4-22はオッズ比の考え方と例を示したものです。例は、3.11節の症例対照研究(p.53)で紹介した、シンガポールの鼻咽頭がん発症の症例対照研究の結果[14]です。塩漬けの野菜をほぼ食べない人の鼻咽頭がん発症のオッズを1としたとき、週に1回以上食べる人の発症は3.96倍であったことを示しています。

　オッズ比も相対リスクと同様に、1であれば曝露グループと非曝露グループで事象が起こる倍率が等しいことを表します。1よりも小さい場合は、曝露要因は、その病気を患う率と負の関係があることを示し、1よりも大きい場合は、その病気を患う率と正の関係があることを示します。

〈考え方〉

		結果の有無		オッズ	オッズ比
		あり	なし		
曝露の有無	あり	a	b	a/b…(1)	(1)/(2)
	なし	c	d	c/d…(2)	

事象が起きた数と、起きなかった数の比較

〈例〉

		鼻咽頭がん発症		オッズ	オッズ比
		症例群（ケース）	対照群（コントロール）		
塩漬け野菜の頻度	ほぼ食べない	205	237	0.865	
	月に1回	61	46	1.326	1.53
	週に1回以上	24	7	3.429	3.96

塩漬けの野菜を週に1回以上食べている人の鼻咽頭がんの発症は、ほぼ食べない人に比べて3.96倍である。

図4-22 **オッズ比の考え方と例**（例はYong *et al.* 2017[14]より作表）

……と、いうわけなんだ～

すごくよくわかった！　ありがとねー千夏。

いいよ～　私も勉強になったし。

（千夏ったら、ちょっと頼もしいじゃん。専門家の自覚みたいなものが芽生えているのかな？　う～～ん、でもなぁ……）

どしたの？　トモコちゃん。

なんか、可愛げがない！

なんでっ？！

参 考 文 献

1) 厚生労働省：平成23年「国民健康・栄養調査」
2) 厚生労働省：平成28年「国民健康・栄養調査」
3) Umesawa M, Iso H, Date C, et al. *Relations between dietary sodium and potassium intakes and mortality from cardiovascular disease : the Japan Collaborative Cohort Study for Evaluation of Cancer Risks. Am J Clin Nutr.* 2008 ; 88 : 195-202.
4) 厚生労働省：平成27年「国民生活基礎調査」（II 各種世帯の所得等の状況）
5) 厚生労働省：「日本人の食事摂取基準（2015年版）策定検討会」報告書
6) He FJ, Li J, Macgregor GA. *Effect of longer term modest salt reduction on blood pressure : Cochrane systematic review and meta-analysis of randomised trials. BMJ* 2013 ; 346 : f1325.
7) He FJ, Li J, Macgregor GA. *Effect of longer term modest salt reduction on blood pressure : Cochrane systematic review and meta-analysis of randomised trials. BMJ* 2013 ; 346 : f1325.
8) Dickinson HO, Nicolson DJ, Campbell F, et al. *Potassium supplementation for the management of primary hypertension in adults. Cochrane Database Syst Rev.* 2006 : CD004641.
9) Dickinson HO, Nicolson DJ, Campbell F, et al. *Magnesium supplementation for the management of essential hypertension in adults. Cochrane Database Syst Rev.* 2006 : CD004640.
10) Saneei P, Salehi-Abargouei A, Esmaillzadeh A, et al. *Influence of Dietary Approaches to Stop Hypertension*（DASH）*diet on blood pressure : a systematic review and meta-analysis on randomized controlled trials. Nutr Metab Cardiovasc Dis.* 2014 ; 24 : 1253-61.
11) Naseem S, Ghazanfar H, Assad S, et al. *Role of sodium-restricted dietary approaches to control blood pressure in Pakistani hypertensive population. J Pak Med Assoc.* 2016 ; 66 : 837-42.
12) Al-Solaiman Y, Jesri A, Mountford WK, et al. *DASH lowers blood pressure in obese hypertensives beyond potassium, magnesium and fibre. J Hum Hypertens.* 2010 ; 24 : 237-46.
13) Intersalt Cooperative Research Group. *Intersalt : an international study of electrolyte excretion and blood pressure. Results for 24 hour urinary sodium and potassium excretion. BMJ.* 1988 ; 297 : 319-28.
14) Yong SK, Ha TC, Yeo MC, et al. *Associations of lifestyle and diet with the risk of nasopharyngeal carcinoma in Singapore : a case-control study. Chin J Cancer.* 2017 ; 36 : 3.

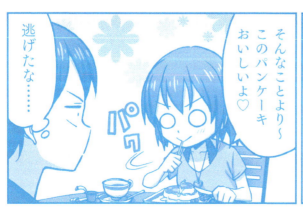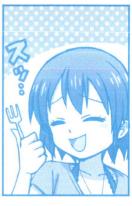

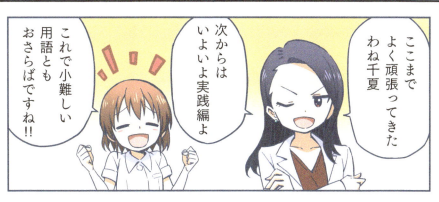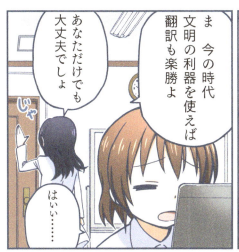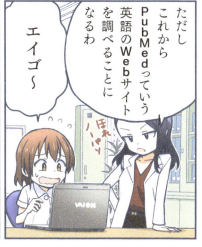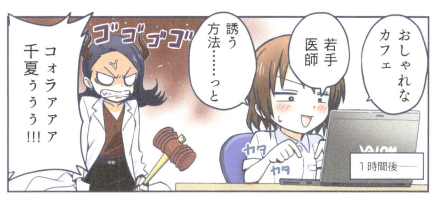

第 5 章

エビデンスを探して、読んでみよう！

ここまでで見てきたように、科学的根拠とは偉い先生が話したことでもなく、学会発表でもなく、学術論文で紹介されたエビデンスが基本です。では、学術論文はどこから探せばよいのでしょうか？ この章では、学術論文の探し方と学術論文の読み方を紹介していきます。

5.1 既存資料から探す

まずは、とても簡単にエビデンスを探す方法です。それは、栄養指導に使えるエビデンスを、すでに研究者や臨床家の先生がまとめてくれている資料をあたり、そこから学術論文に到達する方法です。筆者がよく参考にするのは、「日本人の食事摂取基準」、疾病ごとの「診療ガイドライン」「国立健康・栄養研究所のWebサイト」です。これらを順に紹介します。

1）参考になる既存資料
● 日本人の食事摂取基準

日本人の食事摂取基準は、『国民の健康の保持・増進を図る上で摂取することが望ましいエネルギー及び栄養素の量の基準を示すもの』です[1]（図5-1）。エネルギー、たんぱく質、脂質、炭水化物、ビタミン、ミネラルの基準を決めるための科学的根拠が掲載されています。また、基準量が示されているだけではなく、「総論」ではそれらを理解するために必要な基本情報（食事アセスメントの方法や、気をつけなければならない食事調査の誤差の問題など）が丁寧に説明されています。これらの情報は、システマティックレビューを行い集められた1,857の参考文献[2]を根拠にまとめられていますので、まさに私たちが知りたいことのエビデンスの山なのです。

```
I  総論
    （策定方針、策定の基本的事項、策定の留意事項、活用に関する基本的事項）

II  各論
    エネルギー
    たんぱく質
    脂質
    炭水化物
    エネルギー産生栄養素バランス
    ビタミン（脂溶性ビタミン）
    ビタミン（水溶性ビタミン）
    ミネラル（多量ミネラル）
    ミネラル（微量ミネラル）
    〈参考〉水
    〈参考資料1　対象特性〉
    妊婦・授乳婦
    乳児・小児
    高齢者
    〈参考資料2　生活習慣病とエネルギー・栄養素との関連〉
    高血圧
    脂質異常症
    糖尿病
    慢性腎臓病（CKD）
```

図5-1　日本人の食事摂取基準（2015年版）[1]の内容

● 疾病の診療ガイドライン

　多くの診療ガイドラインは、科学的な手法で集められた、科学的根拠に基づいてまとめられています。食事摂取基準と同様、エビデンスの山ですので、よく参考にしています。

● 国立健康・栄養研究所のWebサイト

　アスタキサンチンやポリフェノールなどの機能性が期待されている成分や、カカオやブルーベリーなど健康的なイメージで販売されている食材の、有効性や安全性の文献を探したいときには、国立健康・栄養研究所のWebサイト内にある「健康食品の有効性・安全性情報」[3]のWebページ（図5-2）が参考になります。各成分の詳細ページにはPubMed IDも記載されているので、気になる文献を検索するのにもとても便利です。

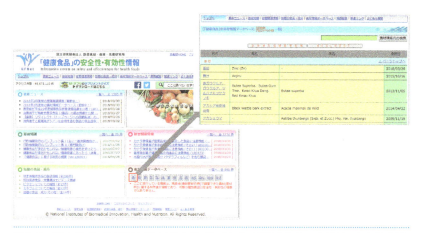

図5-2 国立健康・栄養研究所のWebサイト内にある「健康食品の有効性・安全性情報」のWebページ[3]

2) 既存資料から学術論文を探す

　紹介した日本人の食事摂取基準、疾病ごとの診療ガイドライン、国立健康・栄養研究所のWebサイトは、私たちの知りたいことがまとまっているので、本当にありがたい存在です。しかし、これらは**二次情報**といって、複数の専門家が**一次情報（原著論文）**を集めてまとめてくれたものです[i]。ガイドラインではかなり積極的に推奨しているような内容であっても、原著論文を見てみると、それほど強い結果ではない可能性もあります。複数の専門家が行っている編集作業といえども、見落としや恣意的な引用もあるかもしれません。また当たり前ですが、ガイドラインが出版された以前の論文しか掲載されていません（ガイドラインは出版の約3年前から論文の収集作業を行うので、出版されたときにはすでに新しい情報が出ていることも多々あります）。そこで、**二次情報から情報を得た場合は、必ずそのもとの論文を読むように**しましょう。特に、その情報をもとにコラムなどの執筆を行う、講演をするような場合は、必ず元論文をあたってください（理由は6章のコラム（p.190）参照）。

---

i) 同じ二次情報でも、一次情報を恣意的に（自分に都合のよいように）収集したものは参考になりません。恣意的に集めたものは、2章で紹介した怪しいコラムや、6章のコラムで後述する「ジコチューなEvidence based」になってしまいます。

「栄養素摂取量は日間変動が大きい」ことを引用したい。

> **3-2 摂取期間**
>
> 食事摂取基準は、習慣的な摂取量の基準を与えるものであり、「1日当たり」を単位として表現したものである。短期間（例えば1日間）の食事の基準を示すものではない。これは、栄養素摂取量は日間変動が大きいことに加え、食事摂取基準で扱っている健康障害がエネルギー並びに栄養素の習慣的な摂取量の過不足によって発生するためである。

その文章の右肩の数字に注目。

その章の終わりにある「参考文献」で、先ほどの番号を探す。

> **参考文献**
>
> 1) Trumbo PR. Challenges with using chronic disease endpoints in setting dietary reference intakes. *Nutr Rev* 2008; **66**: 459-64.
> 2) 日本小児内分泌学会・日本成長学会合同標準値委員会．日本人小児の体格の評価に関する基本的な考え方．2011: http://www.auxology.jp/japanesechildren/Japanesechildren.pdf http://www.auxology.jp/japanesechildren/fuhyo4.pdf
> 3) 鈴木久美子，佐々木晶子，新澤佳代．他．離乳前乳児の哺乳量に関する研究．栄養学雑誌 2004; **62**: 369-72.
> 4) 廣瀬潤子，遠藤美佳，柴田克己．他．日本人は乳栄養児（0〜5ヵ月）の哺乳量．日本母乳哺育学会雑誌 2008; **2**: 23-8.
> 5) Tokudome Y, Imaeda N, Nagaya T, *et al.* Daily, weekly, seasonal, within-and between-individual variation in nutrient intake according to four season consecutive 7 day weighed diet records in Japanese female dietitians. *J Epidemiol* 2002; **12**: 85-92.
> 6) Nelson M, Black AE, Morris JA, *et al.* Between-and within-subject variation in nutrient intake from infancy to old age: estimating the number of days required to rank dietary intakes with desired precision. *Am J Clin Nutr* 1989; **50**: 155-67.
> 7) Ogawa K, Tsubono Y, Nishino Y, *et al.* Inter-and intra-individual variation of food and nutrient consumption in a rural Japanese population. *Eur J Clin Nutr* 1999; **52**: 781-5.
> 8) 辻上いすず，若井健志，垣内久美子，他．秤量法による中高年男女の栄養素及び食品群別摂取量の個人内・個人間変動．日本公衛誌 1999; **46**: 828-37.

図5-3　参考文献の例（「日本人の食事摂取基準（2015年版）」を引用）

　元論文のあたり方は簡単です。今回紹介した既存資料では、文章のところどころに図5-3のように、右肩に小さく数字が記載されています。この数字は、各章の終わりに参考文献一覧として掲載されている論文の番号です。栄養指導の参考になりそうな気になる文章があったら、この右肩の数字をたどって参考文献を見てください。この方法だと、のちほど紹介しますが、自らPubMed(パブメド)を使って四苦八苦しながら検索式を組み合わせることなく、論文にたどり着けるので、とても便利です。
　あとは、記載されている参考文献の情報をPubMedやGoogle Scholar(グーグルスカラー)などの論文検索サイトで検索するだけです。図5-4は、PubMedでの検索方法です。PubMedの検索窓に、論文タイトルや書誌情報、PubMed ID

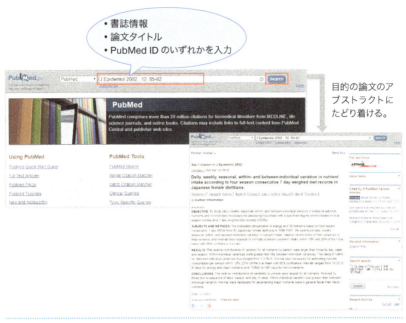

図5-4　目的の論文が明確な場合のPubMedでの検索方法

を入れ、検索ボタンを押すだけで、論文にたどり着けます。

　また、PubMedで検索すれば、目的の論文を探せることはもちろんなのですが、さらに嬉しいおまけがあります。**図5-5**のように、右側に関連する論文が表示されます。「See reviews」は似たような内容のメタアナリシスやレビュー論文に限定して表示をしてくます。「See all」をクリックすると、似たような内容の文献を表示してくれるので、用途に合わせてどちらかをクリックしてください。その一覧のなかで、もともと見ていたガイドライン等資料の出版年から2年前以降の論文（例：もともと見ていたガイドラインが2015年出版の場合は、2013年より新しい論文）があれば、見てみるようにしましょう。それは、ガイドラインの編集は、出版の2年前くらいには終わっているので、そのときよりも研究が進み、情報が更新されているかもしれないからです。このような理由があるので、ガイドラインなどを見るときには、それが編集された年を必ず見るようにしましょう。

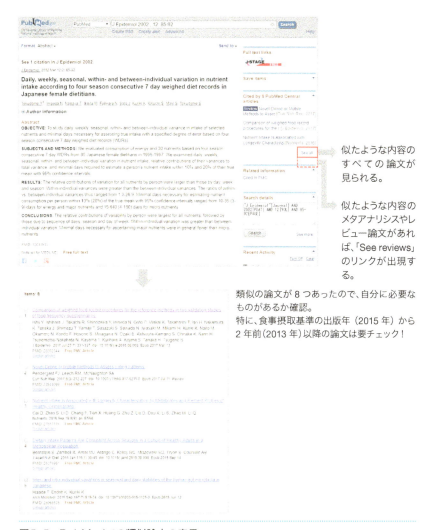

図5-5　PubMedでの類似論文の表示

5.2　PubMedで探す

　既存の二次情報から論文を探せなかったときは、**PubMed**で学術論文を検索します。おそらく栄養学・医学系の論文を検索する際に、世界中でいちばんよく使われているのがPubMedですので、その検索方法を紹介します。

1）PubMed
●PubMedとは？
　PubMedは米国国立医学図書館（NLM）が管理している、無料の生物医学論文検索サイトです。2018年3月の時点で2,800万件以上の論文が登録されており、非常に便利なサイトです。使い方も簡単で、GoogleやYahoo! などの検索サイトで情報を検索するのと同様に、検索ボックスにキーワードを入力するだけで関連する論文を探すことができます。

　では、さっそくパソコンを開いて、PubMedを使っていきましょう。英語が苦手な方は事前準備をしてから、(1)〜(4) に進むことをおすすめします。

〈PubMedでの論文検索方法〉
（事前準備）自動翻訳の設定
(1)「PubMed」と検索
(2) キーワードを入力
(3) 検索結果
(4) 必要な論文を選ぶ

（事前準備）自動翻訳の設定
　PubMedはとても便利なサイトですが、私たち日本人にとっては高いハードルがひとつだけあります。米国のサイトなので、当然英語です。なかには英語と聞いただけで逃げ出したくなる人もいるかもしれませんが、日本国内で投稿された論文だけでは残念ながら多くの科学的知見を無視することになってしまいます。エビデンスを読み解いてEBNの実践をするには英語の論文を読むことは避けては通れないので、頑張るしかありません。でも、科学的な理解と英語の理解とを同時にこなすのは大変です。これから紹介するのは、英語が苦手な人向けの入り口としては有効ではないか、と筆者が考えている英語論文の検索方法です[ii]。参考にしてみてください。英語が得意な方は、この項目は飛ばしてください。

---

ii) 先行研究では、日本語から英語に翻訳するために、Google翻訳を使った場合、約90％が正しく翻訳されていたことが示されています[4]。しかし、英語から日本語翻訳をした際の正解率は示されていないことや、まだ100％の精度を期待することが難しいと思うため、まずは自動翻訳された日本語を読んで全体の傾向をつかみつつ、重要な箇所は英語のままでも読んで内容を確認するようにしましょう。

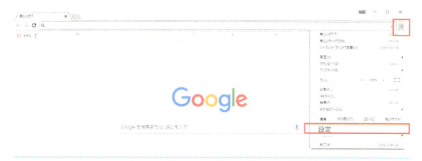

図5-6 Google Chromeの自動翻訳の設定 その1

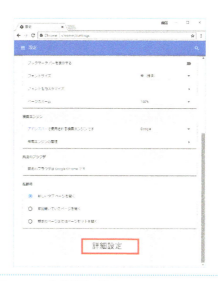

図5-7 Google Chromeの自動翻訳の設定 その2

まず、GoogleのChrome(クローム)というブラウザを立ち上げます。
- 右上の「…」が縦に並んだマークをクリックし、次に「設定」をクリックします（図5-6）。
- 設定画面の下のほうにある「詳細設定」をクリックします（図5-7）。
- 「言語」をクリックします（図5-8）。
- 「母国語以外のページで翻訳ツールを表示する」をオンにします（図5-9）。

これで準備完了です。もう、英語のサイトも怖くはありません！

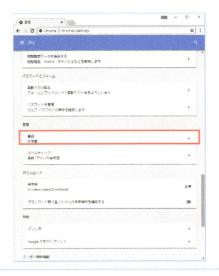

図5-8　Google Chromeの自動翻訳の設定　その3

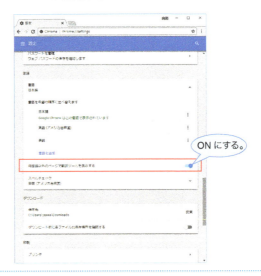

図5-9　Google Chromeの自動翻訳の設定　その4

(1)「PubMed」と検索

　ブラウザで「PubMed」と検索します。**図5-10**がPubMedのトップページです。このときに翻訳されていなかった場合は、右上の翻訳マークから翻訳機能を使うこともできます（**図5-11**）。

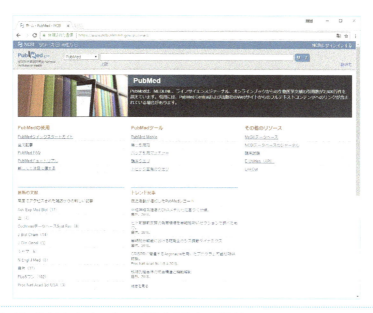

図5-10　PubMedのトップページ（自動翻訳オンの場合）

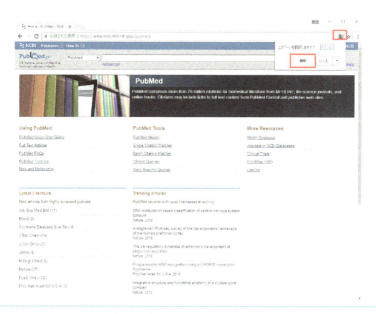

図5-11　PubMedのトップページ（自動翻訳に切り替えたい場合）

(2) キーワードを入力

 みなさんがGoogleやYahoo! などの検索サイトで情報を調べるのと同様に、PubMedでも検索ボックスにキーワードを入力することで、調べたい情報を探すことができます。またPubMedでは、単純にキーワードで検索するだけではなく、雑誌名や著者名で検索する方法もあるので、併せて紹介します。

●キーワードで検索

 まさに、GoogleやYahoo! などで検索するときと同様に、調べたい単語を検索ボックスに入力します（**図5-12**）。ただし、このときの入力は、英語でないと検索できないので、スペルに自信がないときは、翻訳機能などを使って英語に変換してから入力するようにしましょう。1語だけであれば、キーワードを入力してからそのまま「Search」ボタンを押します。2語以上の単語で検索したい場合は、単語と単語の間に「AND」「OR」「NOT」のいずれかの文字を入れて検索します。たとえば、「Hyperten-

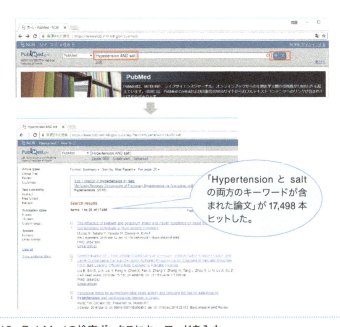

図5-12 PubMedの検索ボックスにキーワードを入力

sion AND salt」であれば、「高血圧と塩の両方のキーワードが含まれた論文」が検索されます。「Hypertension OR salt」は「高血圧もしくは塩のどちらかのキーワードを含む論文」、「Hypertension NOT salt」は「高血圧のキーワードを含む論文のうち、塩のキーワードが入っていない論文」を検索します。また、フレーズで検索したいときは「" "」で、そのフレーズをくくります。たとえばDASH食を検索したいときは「"DASH diet"」といった具合です。

● **タイトルとアブストラクトで検索**

先ほどの検索方法だと、ヒットする論文数が多すぎてしまう場合があります。つまり、自分が読みたいもの以外の論文も多くヒットしまっているということです。そのようなときは、論文のタイトルやアブストラクトだけを検索範囲にする方法が便利です。タイトルで絞りたい場合は、キーワードの後ろに［TI］（titleの略）を（図5-13）、アブストラクトで絞りたい場合はキーワードの後ろに［AB］（abstractの略）を、タイトルと

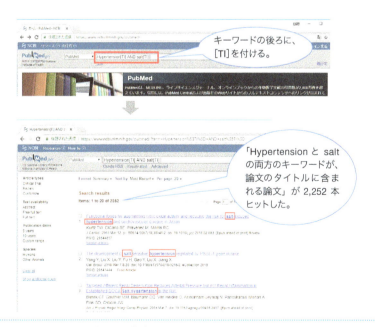

図5-13　PubMedのタイトル検索

アブストラクトの両方で絞りたい場合は［TIAB］を付けて検索してみてください。タイトルやアブストラクトにそのキーワードが含まれているのであれば、自分が読みたい内容の論文である可能性がとても高くなります。

● **その他の検索方法**
- **雑誌名［TA］**：検索したい雑誌名を絞りたい場合は、雑誌名と［TA］（Journalを意味する）を検索ボックスに入れて検索します。たとえば、「Hypertension AND salt AND BMJ［TA］」では、BMJ、BMJ Openといったジャーナルのなかで、高血圧と塩をキーワードにしている論文を検索できます。
- **著者名［AU］**：論文を執筆した著者名で絞りたい場合は、著者名と［AU］（Authorの略）を検索ボックスに入れて検索します。たとえば、「Hypertension AND salt AND "Sasaki Y"［AU］」で、Sasaki Yという著者が書いた論文のなかで、高血圧と塩をキーワードにしている論文を検索できます。

それ以外の検索方法もたくさんあり、PubMedの使い方に特化した本[5]も出版されているので、興味のある方は参考にしてください。

（3）検索結果

先ほどのようにキーワードを入力し、「Search」ボタンを押すと、検索された結果が表示されます。ここでは、検索結果の見方や、さらに絞り込みを行う機能を紹介します。

● **検索結果の見方**

結果画面の見方を図5-14に示します。それぞれの項目が何を意味しているのかわかると、PubMedを活用しやすくなりますので、必ず目を通してください。①〜⑦・⑩は特に説明は必要ないと思いますので、残りの「⑧絞り込み機能」「⑨検索結果の出版年別文献数」「⑪検索式の詳細」をもう少し詳しく紹介します。

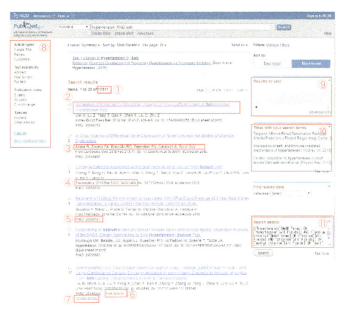

①検索結果の件数　②論文のタイトル　③著者名　④雑誌名、出版年月、巻、号、ページ
⑤PubMed ID（PubMedではこの数字だけで検索できる）　⑥全文を無料で読める文献
⑦関連文献へのリンク　⑧絞り込み機能　⑨検索結果の出版年別文献数
⑩検索キーワードがタイトルに含まれる文献　⑪検索式の詳細

図5-14　PubMedの検索結果画像

● **絞り込み機能（図5-14の⑧）**

　検索結果が多すぎて、すべてのタイトルを見るのが大変なときは、この絞り込み機能を使って、さらに検索結果を絞り込めるので便利です。

　よく使うのは、**図5-15**の「①論文の種類」です。この機能で研究デザインを指定することができます。「Article types」のいちばん下にある「Customize…」をクリックすると、**図5-16**のように、絞り込みに使いたい研究デザインの種類を選ぶことができます。ここで選んだ研究デザインを再度クリックすることで、文献を絞り込むことができます（**図5-17**）。

　図5-16では、よく使う記事の種類を赤字で記載しました。目的によって**表5-1**のように使い分けていますので、参考にしてみてください。

　論文の種類の絞り込み以外には、図5-15の「④対象の絞り込み」でヒトを対象とした研究だけに絞ったり、「⑤対象者の年齢」で調べたい年齢

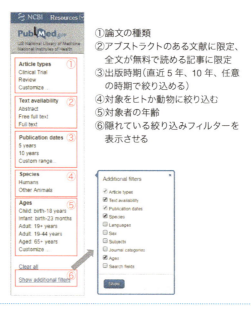

①論文の種類
②アブストラクトのある文献に限定、全文が無料で読める記事に限定
③出版時期(直近5年、10年、任意の時期で絞り込める)
④対象をヒトか動物に絞り込む
⑤対象者の年齢
⑥隠れている絞り込みフィルターを表示させる

図5-15 検索結果の絞り込み機能

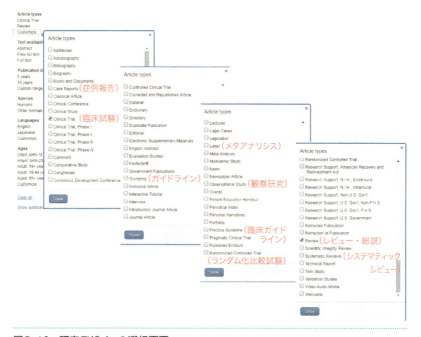

図5-16 研究デザインの選択画面

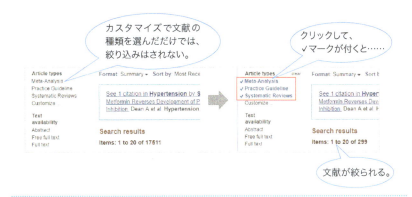

図5-17　研究デザインの絞り込み

表5-1　PubMedの記事の絞り込み機能を使う目的と例

論文の種類	目的	例
ガイドライン 臨床ガイドライン	各国でオーソライズされている（公認されている）食事療法を調べたい。	推奨されている食塩の摂取量を調べたい。
メタアナリシス システマティックレビュー	複数の研究の結果を短時間で調べたい。	高血圧患者に対する減塩の効果を調べたい。
ランダム化比較試験	介入研究の結果を調べたい。	日本人の高血圧患者に対する減塩の効果を調べたい。
観察研究	コホート研究、症例対照研究、記述疫学などの結果を調べたい。	日本人の食塩摂取量を調べたい。
症例報告	症例報告（ケーススタディ）を調べたい。	あるサプリメントの副作用を調べたい。
レビュー・総説	専門外の分野の情報全般を短時間で収集したい。	（自分の専門外である）がんの治療法や薬について、どのような研究があり、どのような結果なのか調べたい。

だけに絞る機能もたびたび使います。

　ただし、この絞り込み機能で絞り込みを行うと、自分が目的としている論文をとりこぼすこともあるので、きちんと論文を調べたいときにはおすすめしません。短時間で、ささっと調べたいときに使うと便利な機能です。

● 検索結果の出版年別文献数（図5-14の⑨）

　これは、検索したキーワードを含む文献が、何年に何本あったかを経時

的に調べることがわかる機能です。簡単にいうと、その研究分野の注目度合いや、流行りがわかるものです。興味本位で見てみてもおもしろい機能です。筆者の場合は、聞きなれない機能性成分を調べてほしいと依頼されたときや、講演のときにどれだけその研究が注目されているかを見てもらいたいときに使うことが多いです。

「Download CSV」をクリックすると、図5-18のようにCSV形式で、何年に何本の文献が出版されたのかがわかります。ざっと見て本数が多ければ、かなりこの分野の研究が進んでいることがわかりますし、少なければこれから発展する分野、もしくは一部の研究グループでのみ行われている分野なのかと想像がつきます。一概に研究結果が多ければよい、少なければ悪いとはいえないと思います。しかし、研究数が多いということは3章で紹介したエビデンスレベルが積みあがっている可能性が高いですし、少ない場合は情報の確からしさとしては弱い可能性が高いと、読み替えてもよいのではないかと考えています。私たちは研究者（エビデンスをつくる側）ではなく、"エビデンスを使う側"ですので、できるだけ効率よく

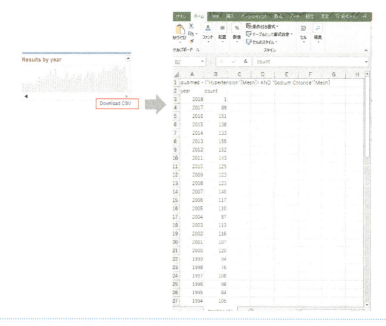

図5-18　キーワードごとの各年の論文数

エビデンスを探すことが大切です。そのためにも、研究分野がどれだけ進展しているのかは、ひとつの重要な情報になると思います。

● **検索式の詳細**（図5-14の⑪）

検索結果画面の右下に出てくる検索式の詳細もおもしろいので、ぜひ見てみてください。「see more…」をクリックすると図5-19の右側の画面が出てきます。自分では「hypertension」と「salt」という単語で検索していたつもりなのですが、PubMedは自動で他のキーワードも入れて検索してくれていたのです。たとえば、「salt」は「sodium chloride（塩化ナトリウム）」もいっしょに検索してくれています。同じ「食塩」を記載するときに論文の著者によっては、「salt」と書く人もいれば、「sodium chloride」と書く人もいるわけで、「salt」しかキーワードに入れていなければ、「sodium chloride」と書いている論文をすべて見過ごしてしまうところだったのです。そのようなことがないように、PubMedは自動的に関連するキーワードも含めて検索してくれているのです。なんて、親切な機能なのでしょう！

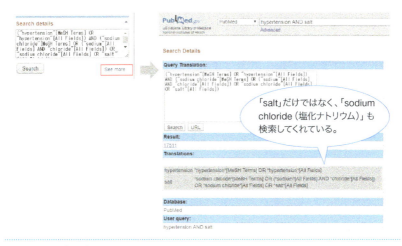

図5-19　検索の詳細画面

（4）必要な論文を選ぶ

検索結果がだいたい50～200個くらいまで絞れたら、いよいよ論文を

選んでいきます。とはいっても、すべての本文を読むのは大変ですので、まずはタイトルを見て読むものと読まないものを、さらにアブストラクトを見て本文まで読み進めるものとそうでないものを分けていきます。

　ちなみに、研究者がシステマティックレビューを行うときは、検索した後は、タイトルとアブストラクトを同時に読んで、論文の取捨選択をします。しかし、私たちが実務で調べるときには、初めからアブストラクトを読んでいると時間がかかるので、筆者の場合は、まずタイトルで取捨選択し、その後アブストラクトで取捨選択する方法をとっています。

● **タイトルで判断**

　タイトルをひとつずつ見て、読む/読まないを決めていくのですが、1タイトル数秒で判断をしていかないと時間がかかるので、英語が苦手な筆者は日本語でタイトルを見ていきます。そして、「これは今目的としているものには関係がなさそうだ」と思う論文タイトル以外は、図5-20のようにタイトルの左側にあるチェックボックスにチェックを入れていきます。このときのポイントは、**"曝露"と"結果"は、自分が見たいものと一致しているか？**　です。たとえば、今調べたいことは、曝露が食塩摂取で、結果が血圧だとします。検索結果のタイトルを見てみると、曝露が薬や運動であるものや、結果が胃がんや腎臓病であるものも多数混ざっています。そういったものは、いくら興味を引くものであっても、今調べたい内容とは一致していないので、チェックリストには含めません。どんなに魅力的な文献でも、今調べたいものと一致しないものは時間のロスになってしまうのでスルーしてください（とはいえ、おもしろそうな文献があるとチラっと見てしまい、寄り道してしまうこともしばしばです。気がつくと30分くらいすぐに経ってしまうので、時間がないときは禁物です）。なお、タイトルだけは、自分の目的に関係があるのかないのかを判断できないものはチェックを入れてください。たとえば、「ライフスタイルと血圧」といったタイトルの場合、「ライフスタイル」に食塩摂取量が包含されている可能性があるので、チェックを入れて残しておきます。タイトルの横にチェックを入れたら、クリップボードにいったん保存をします。そして、検索結果でタイトルをひととおり見終わったら、クリップボードを開いて

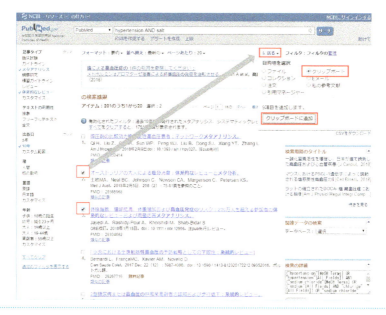

図5-20　タイトルでの選別

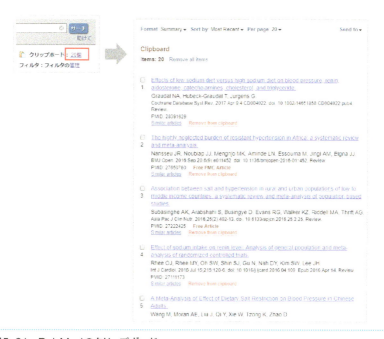

図5-21　PubMedのクリップボード

集めた文献のアブストラクトを読む準備をします（図5-21）。

● **アブストラクトで判断**

　それでは、クリップボードを開いて、アブストラクトを読んでいきます。タイトルをひとつひとつクリックしてアブストラクトを読んでもよいのですが、**図5-22**のように表示形式を「Summary」から「Abstract」にすれば、わざわざタイトルをクリックして開かなくてもよく、時間短縮になるのでおすすめです。

　では、ここで、栄養疫学の分野でよく見るアブストラクトの構成を紹介します。これから紹介する構成が頭に入っているのと入っていないのでは、アブストラクトや論文を読むときの理解度に大きなちがいがでますので、できるだけ早く慣れることをおすすめします（雑誌の種類や研究デザインによっては異なりますが、一例として見てください）。

〈アブストラクトや論文の主な構成〉
1）序論：背景や目的
2）方法：対象者の属性、調査方法、解析方法
3）結果：調査の結果
4）考察（※）：研究で明らかになったこと、この研究の限界、今後の研究への示唆
5）結論：この研究で明らかになった事実を一言でまとめる
6）参考文献（※）：論文を記載する際に参考・参照した文献を記載

（※）論文の本文には記載されますが、アブストラクトに記載されることはほぼありません。アブストラクトは、主に序論、方法、結果、結論で構成されています。

　それでは、実際のアブストラクトを見てみましょう。**図5-23**のように、アブストラクトは一見すると2通りの書き方があるように見えます。図5-23の上のアブストラクトは、序論、方法、結果、結論が項目ごとに分けて書かれており、下は項目立てて書かれてはいません。しかし、いずれの書き方であっても、序論、方法、結果、結論の順番に書かれています。

　筆者の場合は、アブストラクトを見て、本文まで読み進めるのか否かを決めていきます。ここでの見るべきポイントは、まずは、自分が読みたい

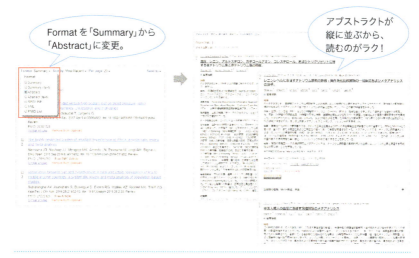

図5-22　アブストラクト形式のクリップボード

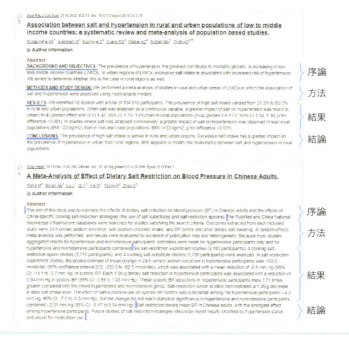

図5-23　アブストラクトの構成

目的と合致しているかどうか。そして次の見るべきポイントは「**方法**」です。結果が気になるのはよ～くわかります。しかし、妥当性の低い方法論で行われた研究の結果をいくら読んでも、あまり参考にはなりません。そのため、くり返しますが、必ず「方法」をきちんと確認するようにしてください。また、**絶対にやってはならないのは、自分がほしい結果の論文だけを探すこと**です。たとえば、「減塩すれば血圧は下がる」、またはその反対の「減塩しても血圧は下がらない」といった結論がほしいと思っており、自分の意とする結論が載っている論文を選ぶことです。そもそも、論文検索の前に結論ありきであってはなりません。3度目のくり返しでしつこい

表5-2　アブストラクトの「方法」で確認するポイント（佐々木流）

項目		確認ポイント
研究デザイン		調べる目的と合っているか？（表5-1の目的を参照）
対象の特性	ヒト・動物・試験管内	実践で使うためには原則ヒト研究を選ぶ。メカニズムを知りたい場合は、動物や試験管内研究を選ぶことをある。
	年齢	成人、高齢者、幼児、乳児など、自分の調べる目的と合っているか？
	性別	特に男性のみ、女性のみで調べたい場合は確認する。
	人種・国	調べたい内容が、特に人種や国が影響することであれば確認する。
	人数	多ければよいというものではないが、少なすぎると本当は差があるにもかかわらず、差が検出されない（有意差なしになってしまう）ことがあるので、少なすぎないかを確認する。 〈参考〉栄養分野で一般的に見る論文の対象者人数 　メカニズム（生化学）研究：数人 　　介入研究：数十人～数百人 　　観察研究：数百人～数十万人
	健常人か病気のある人か	健常人が病気にならないか（予防）に興味があるのか、病気の人が改善するか・悪化しないか（治療・重症化予防）に興味があるのかで決める。
	ライフステージ・生活環境	特に妊婦やビジネスパーソンなど、ライフステージを限定したい場合は確認する。
	調査データベース	メタアナリシスやシステマティックレビューでは、何のデータベースを使って文献を収集したか確認する。
曝露・介入	テーマ	曝露や介入の内容が目的と合っているか？（タイトルで確認したが、再度確認）
	測定方法	測定方法は妥当か？
結果	テーマ	結果の項目が目的と合っているか？（タイトルで確認したが、再度確認）
	測定方法	測定方法は妥当か？

ですが、アブストラクトで見るべきポイントは「方法」です。
　では、アブストラクトの「方法」では何を確認すればよいのでしょうか？　表5-2にまとめましたので見てください。アブストラクトにこの表のすべての項目が記載されているわけではありませんが、これらの項目と照らし合わせながら「方法」を読むことで、その論文が自分の目的に合致しているのか、読むべき質のものなのかがわかるかと思います。
　このようにしてアブストラクトの「方法」を1文献あたり数十秒〜1分くらいで読み、本文を読むべきか判断していきます。ここでも、タイトルで選別したとき同様、「読まないものを外す」ように意識し、方法の詳細などアブストラクトだけでは判断しにくかったものは本文も読むようにします。

● 本文を入手する

　図5-24のように、「Free full text」または「Free PMC Article」と記載のあるものは無料で全文を読めます。それらの記載がないものは基本的には本文は有料なのですが、なかには論文のタイトルをそのままGoogleで検索すると本文が出てくるものもあります。それでも見られない場合は、卒業した大学や勤めている病院の図書館に行ってみましょう。図書館ごとに電子ジャーナルと契約をしてお金を払ってくれているので、私たちは無料で本文を読むことができます（どの電子ジャーナルと契約しているかは図書館ごとに異なるので、自分が読みたい文献が契約していない雑誌だった場合は残念ですが本文を購入するしかありません。でも、その前にダメもとで図書館の方に「この雑誌は見られないのですか？」と聞いてみましょう。運がよければ、別のルートから入手してくれるかもしれません）。

　ここまで、論文の探し方を紹介していきました。ガイドラインなどの二次情報からの検索方法や、PubMedの使い方を中心に話しをしました。これらは、世界中の情報から自分の目的に適した論文を探す方法です。一方、日本の食材など日本に限定して知りたいときは、世界中の情報をあさるよりも、日本の情報を検索したほうが早いです。前述した国立健康・栄養研究所や医学中央雑誌（通称、医中誌）のWebサイトで検索してみてください。

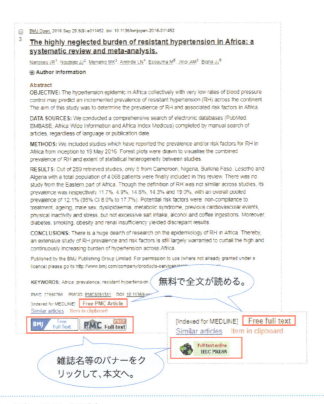

図5-24　全文へのリンクの例

5.3　論文の読み方

　では、論文の本文を読んでいきましょう。本文は一般的に、**序論、方法、結果、考察、結論、参考文献の6つのパートで構成**されています。筆者は、自分の専門分野かそうでないかによって、この6パートの読み方を変えています。

● **自分の専門分野の場合（例）：**
読みたい情報・目的を決めておく → 方法 → 結果の図表を中心に → 考察
のなかの「関連する論文との比較」と「限界」
参考文献は適宜見る。

自分の専門分野の場合は、論文を読むスピードを上げるために、全文を読むのではなく飛ばし読みをすることが多いです。飛ばし読みができるポイントは、最初の「読みたい情報・目的を決めておく」ことです。それを決めておくと、おのずと読むべき場所を限定できるからです。

　たとえば、「高血圧症の人に対して、減塩指導したときとしないときの血圧の差」[iii]を知りたいとします。この場合、「方法」で、高血圧の人の定義、減塩指導とコントロールとして使った指導は何か、指導期間はどの程度かを見て、「結果」で減塩指導とコントロール指導の血圧の差を見ます。あとは「考察」に、別の方法で行った減塩指導の降圧結果が書かれていたりするので、それを読みます。「限界」のセクションは考察の後半に記載されていますので、そこを確認して、論文１本を読み終えます。

　このような読み方ができるのは、栄養学の知識があり、類似の論文を読んでいるので、「ここを読めばいいんだ！」と目星をつけられるからだと思います。

> ●**自分の専門分野ではない場合（例）：**
> 　序論 → 方法 → 結果 → 考察 → 結論と順番に読んでいく
> 　参考文献は適宜見る。

　自分の専門分野でない論文を読むときや、専門分野だけどまだ論文を読みなれていないうちは、時間はかかってしまいますが、序論から順に読み、理解を深めていくのがよいでしょう。

　それでは、６つのパートにそれぞれどのようなことが書かれているのかを紹介します。

1）序　論

　序論は、その分野の状況や歴史、研究の背景、目的が書かれているパートです。たとえば、「食塩摂取と血圧」がテーマの論文であれば、「その国の

---

iii) どのような人に、どのような方法で、どのような結果が出たかなどを明確化することを「PICOを明確にする」といいます。PICOは６章で詳しく説明します。

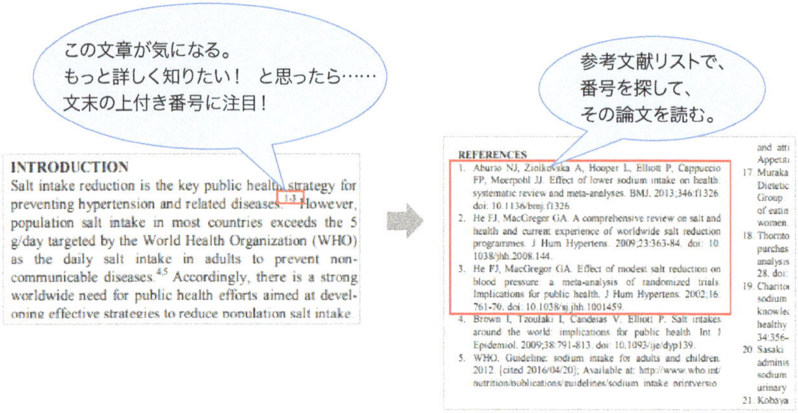

図5-25　本文と参考文献リスト（Uechi et al. 2017[6]）

人の食塩摂取量は何グラムである」とか、「WHOは何グラムにまで減らすように推奨している」「高血圧は脳卒中や心疾患のリスクとなる」「既存の研究では減塩によって何mmHg血圧が下がることが示唆されている」「しかし●●を対象とした研究は今までになかった、なのでこの研究では●●を対象として行う」といった具合です。自分の専門分野の場合は、このようなことはすでに頭に入っていると考え、読み飛ばします。時間短縮のためです。反対に専門ではない分野の場合は、序論を読むとある程度の背景知識を得たうえで論文を読み進めていくことができます。そのときに気にある文章があったら、図5-25のように、文末上付き番号を確認してください。その番号は、参考文献リストの番号です。自分の専門外の論文を読むときは、気になったらその都度参考文献を見て、該当する論文を読むようにするととても勉強になります（ただし、当然時間がかかるので、専門分野以外の論文を読むときは1時間以上時間がとれるときをおすすめします）。

2）方　法

　3章と4章の内容を思い出して、方法を読んでみてください。まずは、自分の調べたい目的にあった方法論になっているかどうかを見ます。合致していればもちろん何の問題もないのですが、自分が調べたいことと微妙にずれていたり、自分が調べたいことと少し近いかもしれない、といった論

文にも出会うと思います。表5-3では、そのような目的と完全に一致しない方法論のときに、次のステップとして結果をどのように見るか、筆者なりの方法を紹介します。あくまでも一例ですので、参考までに見てください。

そして、やはり重要なのは、同じような分野の論文をいくつも読んでみ

表5-3　論文中の「方法」に記載されている内容と「結果」の見方の例（佐々木流）

研究デザイン		自分が調べたい目的	「方法」に記載されている内容	結果をどう見るか？
共通	（対象者）	高齢者の結果を知りたい。	対象者の年齢が記載されていない。	結果は読まない。
		在宅医療を受けている患者の結果を知りたい。	入院患者が対象。	結果は読まない。
		授乳婦の結果を知りたい。	産後女性を対象にしているが、母乳育児をしている女性か否かの記載がない。	このことを考慮して結果を見る。
	（測定方法）	ある栄養素の習慣的な摂取量とアウトカムとの関連を知りたい。	秤量法による1日分の食事の記録。（栄養素の摂取量は日によって変動するので、どんなに丁寧に計測したとしても、習慣的な摂取量は1日の測定だけではわからない）	結果は読まない。
		ナトリウム摂取量とアウトカムとの関係を知りたい。	ナトリウム摂取量との相関係数が低い（または妥当性研究のない）調査票でのアセスメントになっている。	このことを考慮して結果を見る。
観察研究		食物繊維摂取量の多寡による発症リスクを知りたい。	食物繊維摂取量の少ない群から多い群に5群に分けているが、いちばん少ない群でも日本人の平均摂取量よりも多い。	このことを考慮して結果を見る。
介入研究		ある栄養素の摂取量を増やした介入研究の結果を知りたい。	介入するものの量の記載がない。（例：サプリメントの摂取量が書いていない）	結果は読まない。
		食事指導の効果を知りたい。	運動指導や服薬指導も同時に介入が行われている。（食事指導の結果なのか、運動指導や服薬指導の結果なのか、わからなくなる）	結果は一応見るが参考にしない。
		新しい食事療法と既存の食事療法の効果のちがいを調べたい。	集められた対象者は、既存の食事療法で成果が出なかった人たちだった。	結果は一応見るが参考にしない。
		サプリメント摂取の効果を知りたい。	盲検化されていない。	このことを考慮して結果を見る。

ることです。そうすると、「こんなに丁寧に研究を設計しているのか」と思うものがいくつかあると思います。そのような論文に出会ったら時間をかけて、じっくりと読むようにしましょう。それをくり返すうちに、論文の「ここは気をつけて見なくてはいけないな」と感じるポイントがわかるようになると思います。

他の職種の例でいうと、ブランド品の鑑定士は、いくつものブランド品を何度も何度も見ていくうちに、それが本物か偽物か、本物であっても状態のよいものかどうかの判断ができるようになると聞きます。論文もきっと似たようなもので、何度も何度も見ていくうちに、この方法論は自分の調べたい目的に合っているか、その質はどうなのか、と判断できるようになっていくのだと思います。

3）結　果

次に結果の見方を紹介します。筆者は、自分の専門分野の論文であれば、基本的に図表を中心に見ることが多いです。質のよい表をじっくり読むと、その研究の重要なことがわかるからです。

表については、恩師である佐々木敏先生も、ご高著[7]で「表（tables）とは結果を示すものであるが、この研究で何を測定したのか、それをどのように分類したのかについて具体的に読み取ることができるため、……（中略）。ていねいに読みたい部分である」と述べており、さらに、「読むに値する表とは、表だけで（本文に戻らなくても）解析対象人数や解析方法、数値の単位がわかる表である」と仰っています。

図5-26は、論文の表を見るときに、どこに注目して見たらよいかをまとめたものです。まずは、タイトル（表題）を必ず読みます。そこで、この表が何を表しているのか、すぐにわかるはずです。また、筆者は大学院生時代に、佐々木敏先生から「単位や人数がわかることは、表として最低限必要な情報であり、脚注で表の説明が詳しく書かれていることが、読むに値する表（ひいてはその論文）である」と教えていただきました。そのため、今でも表を丁寧に見るようにしています。

結果の図表は、研究デザインによっていくつかパターンがあるので、研究デザインごとに紹介します。

【ポイント】
表題を読むだけで、その表が何を表しているのかわかる。

【ポイント】
単位の記載がある。

【ポイント】
人数がわかる。

Table. タイトル（表題）

項目	単位	グループ1 n＝50	グループ2 n＝50	P 値[*4]
身長	cm	160±10[*3]	158±12	0.89
体重	kg			
SBP[*1]	mm Hg			
ナトリウム排泄量[*2]	mmol/日			

footnote（脚注）：
*1 SBP＝収縮期血圧。診療所で5分間の安静後に測定した2回の値の平均。
*2 連続しない2日間の24時間蓄尿の平均値。
*3 平均値±SD(標準偏差)。　*4 対応のないt検定で検定。

【ポイント】
表で略語を用いた場合、その意味が書かれている。

【ポイント】
測定方法がわかる。

【ポイント】
値の意味がわかる。特に±の後の数値が、標準偏差（SD）と標準誤差（SE）では、意味が大きく異なるので、要チェック。

【ポイント】
解析方法がわかる。

図5-26　論文の表の構成（例）

記述疫学

まずは、記述疫学でよく用いられる結果の表を紹介します。記述疫学の特徴を覚えていますか？　ありのままの事実を記述する疫学研究でしたね。ですので、調査した時点のありのままの状態がわかる表になっています。

では、表を見てみましょう。**表5-4**は、大阪府の青少年の自殺の状況を記述した記述疫学[8]の結果の表です。自殺を試みた青少年の合計人数、男女別人数、年齢別人数、自殺の方法が、明白です。

PMID[iv]の「27381208」を検索窓に入力して、検索すると、「Incidence and outcomes of emergency self-harm among adolescents : a descriptive epidemiological study in Osaka City, Japan.」がヒッ

---

iv) PMID：PubMedのIDで論文ごとに固有の番号がついています。

表5-4 記述疫学研究の結果の表の例

Characteristics of emergency self-harm among adolescents in Osaka City
(大阪市における青少年の緊急自傷案件の特徴)

	合計 (n=425)	薬物中毒 (n=210)	ガス中毒 (n=6)	皮膚の切断 (n=158)	高所からの 飛び降り (n=26)	首吊り (n=22)	溺死 (n=3)	P値*1
男子 n(%)	88(20.7)	40(19.0)	5(83.3)	20(12.7)	9(34.6)	13(59.0)	1(33.3)	<0.001
女子 n(%)	337(79.3)	170(81.0)	1(16.7)	138(87.3)	17(65.4)	9(41.0)	2(66.7)	
年齢 n(%)								<0.001
11*2	2(0.5)	1(0.5)	0(0.0)	0(0.0)	1(3.8)	0(0.0)	0(0.0)	
12	6(1.5)	1(0.5)	0(0.0)	2(1.3)	1(3.8)	2(9.1)	0(0.0)	
13	6(1.5)	5(2.4)	0(0.0)	0(0.0)	0(0.0)	1(4.5)	0(0.0)	
14	16(4.2)	7(3.3)	0(0.0)	2(1.3)	7(26.9)	1(4.5)	0(0.0)	
15	20(5.2)	12(5.7)	1(16.7)	7(4.4)	1(3.8)	2(9.1)	0(0.0)	
16	49(12.9)	32(15.2)	0(0.0)	21(13.3)	1(3.8)	0(0.0)	1(33.3)	
17	65(17.1)	37(17.6)	1(16.7)	24(15.2)	7(26.9)	2(9.1)	2(66.7)	
18	94(24.7)	57(27.1)	0(0.0)	43(27.2)	4(15.4)	6(27.3)	0(0.0)	
19	117(30.7)	58(27.6)	4(66.7)	59(37.3)	4(15.4)	8(36.4)	0(0.0)	

*1 6群間の比較は、フィッシャーの正確確率検定で評価した。
*2 11〜19の数値は論文中[8]の文献番号。

(Matsuyama et al. 2016[8] のTable 1から一部抜粋、和訳)

トすると思います。無料で本文を入手できますので、ぜひ実際の論文の表を見てみてください。

また、このような表は、記述疫学だけではなく、横断研究やコホート研究、症例対照研究、介入研究でも使われます。これらの研究では、調査開始時に対象者の特性を調べます(ベースライン調査という)。それは記述疫学同様に、その時点のありのままの事実を調査しているので、同じような表が使われるのです。

3章で紹介した、みそ汁の摂取頻度とナトリウム摂取量を測定した横断研究(PMID：25876570)、コホート研究のJACCスタディ(PMID：18614741)、鼻咽頭がんと生活習慣の関連を調べた症例対照研究(PMID：28063457)、DASH食の介入研究(PMID：9099655)も見てみてください。各論文の初めのほうの表(表1・2など表の番号が若い)で、記述疫

Baseline characteristics and risk factors according to quintiles of sodium and potassium intakes

	Quintile of intake				
	1 (low)	2	3	4	5 (high)
No. of subjects	11,746	11,746	11,746	11,746	11,746
Sodium intake (mmol/d)[*1,2]	50±15	73±5	90±5	109±6	135±18
Calibrated sodium intake (mmol/d)[*1,3]	101±30	146±11	182±11	220±12	272±36
Age (y)[*4]	55±10	56±10	56±10	56±10	58±10
Men (%)	55	36	37	36	33
Mean BMI (kg/m^2)	22.8	22.7	22.7	22.9	23

*1 All values are medians SD.
*2 Values are from food-frequency questionnaires.
*3 Calibrated values are from a validation study.
*4 All values are x SD.

【ポイント】
各群で、結果で比較したいものに差がないかどうかを確認。また、比較したいものに影響を与えそうな項目にも差がないかどうかを確認する。

図5-27　ベースライン調査の結果表の例（Umesawa *et al*. 2008[9]）のTable1から一部抜粋）

学と同様の表が出てきます。表のタイトルに、「Characteristics（特徴）」や「baseline（ベースライン）」という単語が含まれていることが多いので、それを目印にしてもよいかもしれません。

　この表のポイントは、まず対象者の特徴を把握することです。また、曝露因子以外で結果に影響を与える項目や、結果としている項目に差がないかどうかも確認します（図5-27）。たとえば、ナトリウム摂取量（曝露）のちがいによる数年後の血圧の変化を見ようとするコホート研究であれば、各群でナトリウム摂取量には差があるのは当然ですが、年齢やBMI、喫煙率にちがいがないか確認します。ここでちがいがあると、数年後の血圧の変化が、ナトリウム摂取量によるものなのか、年齢によるものなのか、BMIのちがいによるものなのか、喫煙によるものなのか、見えづらくなる可能性があります。介入研究も同様で、介入しようとしているもの以外でちがいがあると、結果として出てきたものが、介入の影響なのか、そうでないのか見えづらくなります。後で統計的に処理することもできるので、絶対にちがいがあってはいけないわけではありません（特に栄養学の場合、ある食材群をよく食べる人は健康意識が高く、他の群よりも運動をしてい

たり、他の健康によいとされる食材をよく食べていたりします）が、どの項目で差があったのか確認するとよいでしょう。

● **コホート研究、症例対照研究**

コホート研究、症例対照研究などの分析疫学の結果表のポイントを図5-28にまとめました。JACCスタディ（PMID：18614741）、鼻咽頭がんと生活習慣の関連を調べた症例対照研究（PMID：28063457）といっしょに見てみてください。

結果表中に「Adjusted…」という単語がたびたび出てきます。これは、「調整した」の意味で、結果に影響を与えるであろう曝露因子以外のものが、結果に影響しないように統計的に処理したことを表します。その場合には、表の脚注に何の因子を調整したのか記載されていますので、確認してください。図5-28の例では、年齢、人種、性別、運動習慣、喫煙の有無、総エネルギー摂取量、食物繊維摂取量、学歴の影響を排除するように調整されたことがわかります。これらの調整されている因子は交絡因子（3章、図3-10（p.46））になり得るものです。

Table. ある食材の摂取量と10年後の糖尿病の発症ハザード比（95%信頼区間）

	グループ1	グループ2	グループ3	グループ4	グループ5	trend P[*2]
人数	500	500	500	500	500	
hazard ratio	1 (reference)	1.4 (1.2 to 1.6)	1.8 (1.5 to 2.2)	2.2 (2.0 to 2.7)	3.1 (2.6 to 3.5)	0.02
Adjusted hazard ratio[*1]	1 (reference)	1.5 (1.3 to 1.8)	2.0 (1.7 to 2.4)	2.4 (2.0 to 2.9)	3.3 (2.8 to 3.9)	0.03

*1 Adjusted for …
調整したものは、年齢、人種、性別、運動習慣、喫煙の有無、総エネルギー摂取量、食物繊維摂取量、学歴

【ポイント】結果に影響を与える曝露因子以外のものが、結果に影響しないように調整されているかどうかを確認。

【ポイント】（ ）内の95%信頼区間の数値を、忘れずに見る。

【ポイント】調整していない結果と調整済みの結果が両方ある場合、両方を見て、どれだけ推定値が違うのか確認する。

図5-28　コホート研究の結果表の例〔筆者作成〕

結果表で、調整していない結果と調整済みの結果が両方記載されていた場合は、まずは、両方の結果を見てみましょう。調整のある/なしで、結果がどれだけ異なるのかを確認してください。そして、交絡因子になりうるであろう因子の影響を排除した、調整済みの結果に注目するようにしてください。

　また、95％信頼区間が記載されているものは、その値を忘れずに確認してください。なぜ95％信頼区間の値が重要なのかは4章で紹介しましたので、不安が残る方はもう一度4章を見直してみてください。

● 介入研究

　介入研究では、特徴的な2つの図表を紹介します。ひとつは研究参加者に関する情報、もうひとつは介入研究の結果についてです。3章と4章で紹介した2つのDASH食の介入研究（PMID：9099655、19626043）と併せて見てみてください。

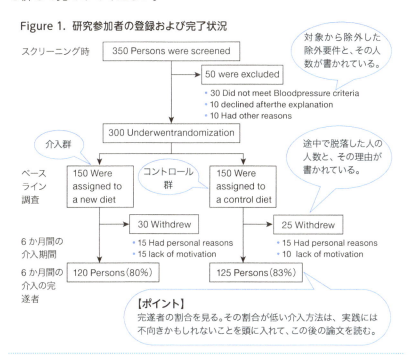

図5-29　研究参加者の登録・完了状況の図の例〔筆者作成〕

Table. 新しい食事指導と既存の食事指導におけるベースライン時・6か月後のデータ

項目		新しい食事指導（n＝50） 介入群			
		ベースライン	6か月後	ベースラインからの変化	P値
体重	kg	73.1（65.5-86.0）*2	71.3（64.8-83.2）	−0.9（−2.4 to 0.9）	0.001
BMI*1	kg/m²	25.5（23.8-30.2）	25.2（22.7-30.1）	−0.36（−0.81 to 0.3）	0.01

*1 BMI＝Body mass index　*2 中央値（四分位範囲）

【ポイント】
介入群、コントロール群、それぞれの群で、効果がどの程度であったか？
しかし、これを"効果"と見てはいけない！

図5-30　介入研究の結果表の例〔筆者作成〕

- **研究参加者の登録・完了状況**：介入研究の論文では、図5-29のように、参加者の登録状況や介入期間の状況、介入完遂者が載っている場合があります。このような図を目にしたときは、完遂者の割合を確認するとともに、介入の脱落理由を見ておきましょう。その割合や脱落理由が、実践で利用できるかどうかの判断材料になることがあります。
- **介入研究の結果**：図5-30は介入研究の結果表の例です。まず見てほしいのは、介入群とコントロール群ごとの変化です。例では、新しい食事指導（介入群）と既存の食事指導（コントロール群）、どちらも体重とBMIが減少したことがわかります。ただし、ここでポイントなのが、介入群やコントロール群の個々の変化を"効果"と捉えてはいけないという点です。それは、「**平均への回帰**v)」を"効果"だと見誤ってしまう可能性があるからです。そのため、次に必ず、介入群とコントロール群で、変化にどの程度差があったかどうかを確認します。この比較をすること

---

v) 平均への回帰（regression to the mean）：最初の測定値が、その集団のなかで高かった人（または低かった人）は、2回目の測定では、その集団の平均値に近くなることをいいます。たとえば、1回目の血圧測定でたまたま血圧が高かった人が、2回目の測定では1回目よりも少し低めの血圧値になり、集団の平均に近い値になっているといった具合です。

	既存の食事指導（n=50）			差（介入群 vs コントロール群）	
ベースライン	6か月後	ベースラインからの変化	P値	差	P値
73.5（68.0-88.3）	72.1（64.0-85.0）	−0.6（−1.2 to 0.8）	0.05	−0.3	0.04
25.5（23.8-30.2）	25.4（23.5-30.1）	−0.15（−0.6 to 0.31）	0.08	0.21	0.05

（コントロール群／介入群とコントロール群の変化の差／差（介入群 vs コントロール群））

【ポイント】
介入群とコントロール群で、効果に差があったか？

で、食事指導のちがいによる、"効果"の差を確かめられます。

では、私たちはこの事例の結果から何を解釈すればよいのでしょうか。筆者の場合は、「（それほど強いエビデンスではないけれど）新しい食事指導のほうが、効果が大きそうだから、まずはじめは新しい食事指導の内容を勧めてみよう。でも、既存の食事指導も悪いとはいえないので、新しい食事指導になじめない患者さんがいたら既存の食事指導をするようにしよう」と考えます。

● システマティックレビュー/メタアナリシス

システマティックレビューやメタアナリシスの特徴的な図表を4つ紹介します。3章で紹介した減塩と降圧効果のメタアナリシス（PMID：12444537、23558162）を併せて見てみてください。

- **論文採用のフロー**：図5-31は、論文選択のフロー図の例です。システマティックレビューやメタアナリシスの論文の1つ目の図として登場することが多いです。読み方は、3章のp.63を見てください。

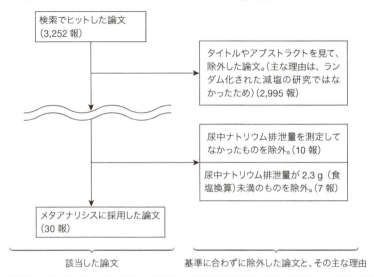

図5-31 システマティックレビュー、メタアナリシスで用いる論文採用のフローの例
〔He et al. 2002[10]の論文採用フローをもとに筆者改変〕

Table. メタアナリシスに含まれる研究の特徴

著者名	文献番号	参加者数(人)	男性(%)	年齢(歳)(中央値)	人種/国籍	介入
Sasaki	(11)	100	40	41	日本人	DASH食
Smith	(12)	15	41	40	白人	減塩食
Johnson	(15)	40	38	38	白人・黒人	地中海食
Brown	(17)	200	50	49	黒人	DASH食
Davis	(18)	50	30	57	ヨーロッパ	地中海食
Tanaka	(19)	12	50	40	日本人	減塩食
Suzuki	(20)	18	40	52	日本人	減塩食

SB：一重盲検、DB：二重盲検

【ポイント】
介入やコントロールの内容がすべて同じではない場合も多いので、必ず確認。

図5-32 システマティックレビュー、メタアナリシスで採用された研究の特徴〔筆者作成〕

- **論文の要約の一覧**：図5-32は、システマティックレビューやメタアナリシスに使うために採用した論文の要約が記載されている表の例です。同じテーマの研究を集めたといえども、介入内容が研究によって異なっていたり、研究期間が異なったりしています。自分が今から見ようとしているシステマティックレビューやメタアナリシスは、それぞれどのような研究が元になっているのか、必ず確認するようにしましょう。特にメタアナリシスでは、複数の研究を統合して1つの結果を計算してくれているので、便利な反面、このように個々の研究の特徴がかなり違うことがあり、結果の解釈が難しくなる場合もあります。

　ここでもし、今あなたがDASH食の降圧効果について知りたい場合はどうしますか？　その場合はメタアナリシスの結果に加えて、DASH食の研究をしている文献番号11と17のそれぞれの論文を見るようにします。また、食事指導の対象が日本人である場合は、日本人を対象者に行われている文献番号11、19、20の研究も確認しておきましょう。

- **メタアナリシスのフォレストプロット**：メタアナリシスでは、独特なかたちのフォレストプロット図がよく登場します（**図5-33**）。フォレストプロットも3章で紹介しましたので、忘れてしまった方はもう一度、見てみてください。

コントロール	ランダム割付	盲検	研究期間	収縮期血圧の変化量 (mm Hg)（±SE）
普通食	なし	なし	6か月	−6.7（±3.43）
普通食	あり	DB	8週間	−8.7（±5.22）
エネルギー制限食	あり	DB	8週間	−1.8（±4.11）
普通食	あり	DB	4週間	−10（±2.4）
エネルギー制限食	あり	SB	12か月	−0.8（±2.20）
普通食	あり	SB	18か月	−1.1（±4.10）
普通食	なし	SB	4週間	−6.6（±2.63）

【ポイント】
ランダム割付や盲検化の有無も確認。

【ポイント】
試験期間の長短によって、結果が違うこともあるので、確認する。

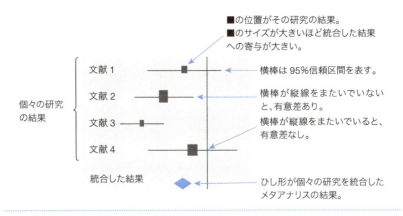

図5-33　フォレストプロットの例

- **バイアスのリスク**：近年出版されたシステマティックレビューやメタアナリシスでは、研究のバイアスを評価し、読者がわかるしくみになっています。システマティックレビューやメタアナリシスは複数の研究の集まりですから、個々の研究でバイアスが大きければ、それだけシステマティックレビューやメタアナリシスの結果の解釈にも大きな影響を与えてしまうわけです。もっと平たくいうと、「個々の研究のバイアスが大きければ、そのメタアナリシスの結果はあてにはならない」ということです。

　図5-34と表5-5を見てください。これは、**コクランレビュー**[vi]のチームが提案したバイアスリスクの評価ツール[11]です。研究の潜在的な限界（limitation）を評価し、研究の質を明らかにするために開発されたものです。

　図5-34は、システマティックレビューやメタアナリシスに含まれる個々の介入研究の、主なバイアスを一目でわかるように設計されたものです。ランダム割付を行っているか、盲検化を行っているかなど、介入研究の結果に影響を与えるようなバイアスリスクを評価しています。プラス（Low risk of bias、緑）の多いものは研究結果を歪めているリス

---

vi) コクランレビュー：医学分野での意思決定を支援するために医学系研究のシステマティックレビューを行い、情報発信をしている組織です。Webサイト（https://www.cochrane.org/ja/2017/about-us）の情報によると、130か国以上、約4万人の方々によって運営されています。

コクランレビューにおける研究のバイアスのリスク評価

	ランダム割付	割付の秘匿	参加者と研究者の盲検化	アウトカム評価者の盲検化	アウトカムデータの完全性	選択的な報告をしている	その他のバイアス
Sasaki (11)	+	+	−	?	+	+	+
Smith (12)	?	?	−	−	+	+	?
Johnson (15)	+	+	−	−	−	+	−
Brown (17)	?	?	−	−	+	+	?
Davis (18)	+	+	−	−	+	+	?
Tanaka (19)	+	?	−	−	+	−	−
Suzuki (20)	+	?	−	?	+	−	−

+ Low risk of bias（低リスク）
? Unclear risk of bias（リスクが不明確）
− High risk of bias（高リスク）

図5-34　バイアスリスクの評価ツールの例（個々の研究を評価）

表5-5　重要なアウトカムに対するバイアスリスクの評価

Risk of bias（バイアスのリスク）	Interpretation（解釈）	Within a trial（1つの研究の場合）	Across trials（複数の研究の場合）
Low risk of bias（低リスク）	研究結果の解釈を変える必要はなさそう。	すべての主要なバイアス評価が、低リスクである。	ほとんどの情報が、低リスクの研究から得られている。
Unclear risk of bias（リスクが不明確）	研究結果に疑問をもたらす、バイアスのリスクがある。	すべての主要なバイアス評価が、低リスクか不明確である。	ほとんどの情報は、低リスクまたはリスク不明確な研究から得られている。
High risk of bias（高リスク）	バイアスは、研究結果に深刻な影響を与えるかもしれない。	1つまたは複数の主要なバイアス評価が、高リスクである。	バイアス高リスクの研究からの情報の割合が高く、結果の解釈に影響を与える。

〔Higgins et al. 2011[11]のTable 3を筆者和訳〕

クは低いですが、マイナス（High risk of bias、赤）が多いほど研究結果を歪めている可能性が高い研究です。かなり私的な感想かつ余談ですが、論文にしては珍しく、3色のカラフルな図が出てくるので、なんだかかわいいな、と思いながら見ています。ただし、3色に塗ることが必須ではないので、色のついていないものもあります。また、図5-35は、システマティックレビューやメタアナリシス全体で、それぞれのバイアスリスクは何割かを表現したものです。個々の研究のバイアスはわかりませんが、全体的なバイアスの程度かはわかります。

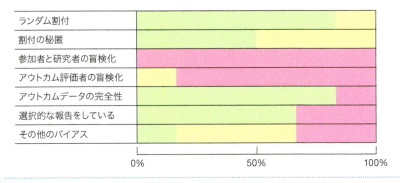

図5-35 バイアスリスクの評価ツールの例（システマティックレビュー・メタアナリシス全体で評価）

　表5-5は、1つの研究または複数の研究のバイアスリスクを評価するための指標です。メタアナリシスの場合、「Low risk of bias」であればメタアナリシスの結果を信用することができますが、「Unclear risk of bias」や「High risk of bias」だと判断に困ってしまいます。筆者の場合は、「Unclear risk of bias」で、かつ他にもメタアナリシスがなければ結果を参考にしますが、「High risk of bias」であれば、その結果は参考にしないようにしています。

4）考　察
　考察では主に「関連する論文との比較」「臨床での意義」「限界」の3つに注目して読みます。ほかにはその研究の長所が書かれていますが、それは方法と結果で確認してきたので、時間があるときに読めばよいでしょう。

●関連する論文との比較
　関連する論文との比較とは、次のような例が挙げられます。
- 同じ曝露因子・同じ結果因子を調べているものの、対象者の国籍、性別、年代など対象者の特性が異なるものなど、別の研究の結果を引用して、その論文の結果と比較しながら説明を展開していく。たとえば、その論文が日本人を対象とした研究であれば、考察では日本の過去の研究や欧米で行われた同様の研究と社会環境や食文化のちがいを鑑み

ながら比較する。
- 介入研究の場合は、同様の介入内容で、介入期間が異なる研究と比較して、議論を展開する。
- 費用対効果の論文の場合は、他の治療方法の費用対効果と比較して、議論を展開する。
- 動物実験などのメカニズム研究と比較して、今回の疫学研究の結果をどう解釈すればよいかの議論を展開する。

これらを読むことによって、その研究の結果だけではなく、他の関連する研究の結果と比較しながら内容を吟味できるので、結果の解釈にも役立ちます。

● 臨床での意義

この研究の結果は、「臨床的に、あるいは予防医学の観点で、どれほど意義があるか」という考察や、「どこまでこの研究結果（エビデンス）が応用できるか」が記載されています。実践で有効かどうか判断する材料になりますので、読んでおきましょう。ただし、誇張して書かれている場合もあるので、次で紹介する「限界」も考慮しながら読んでください。

● 限　界

考察には、その研究の強み（strength）だけではなく、その研究の限界（limitation）も記載されています。「This study has several limitations〜」などと書かれているので、パソコン上で論文を見ている場合は、「limitation」の単語で論文内を検索するとすぐに見つけられます（ただし、すべての論文で限界をlimitationと表現しているわけではないので、検索で見つけられなかった場合は文章を読んで探してください）。ちなみに、筆者の感覚ですと、強みが20行ほど書いてあり、その後に限界が4〜5行書かれているパターンが多いと思います（やっぱり、研究者も人。弱みよりは強みを記述したいのだろうな……と思いながら読んでいます）。

限界には、その研究の短所が書かれています。たとえば、
- 参加者の人数が少なった
- 参加者はランダムサンプリングではなかった

- ボランティアなので健康意識の高い人が参加した可能性がある
- 参加者の途中脱落が多かった
- 食事量は自己申告であった
- 病気の診断は医師によるもので精密検査を行ったわけではない

などさまざまあります。方法を読んだとき、その研究の限界をきちんと理解できていればよいのですが、慣れないうちは、この「限界」を読んでおいたほうが、結果の解釈に影響を与えるものを見逃さないですみますので、ぜひ読んでください。

このように「限界」を読むことで、その結果をどの程度実践にとり入れてみるか、判断材料になります。また、100％完璧な疫学研究はありえないでしょうから、「ひとつの研究結果だけで実践で使うかどうか判断してはいけないな」ということもわかってくると思います。

余談になりますが、「限界」を書いてくれている論文はよい論文だと思います。同時に、（偉そうですが）「この研究グループは真面目に研究をしているのだな」と思います。限界を記しておけば、それを読んだ別の研究グループが、「では、この弱点を克服した研究をしよう」と、その研究分野が進化していくからです。いくつか論文を読んでいると、「限界」が書いてある論文とそうではない論文があるので、見てみてください。そして、「この研究グループがいいな」などが自分なりにわかってくると、さらにおもしろいです。

5）結　論

この研究を通して得られた知見が1～2文程度で、簡潔に記載されます。インターネット上には、「時間がなければ、論文の結論だけ見ればよい」と書いているものがありますが、それは絶対にやってはいけないことです。どのような方法でその結論が得られたかが重要だからです。

6）参考文献

本文を読みながら、気になる論文があれば、適宜参考文献のリストを見るようにしましょう。タイトルだけでも目を通しておくと、その分野でよく引用されている論文が少しずつわかるようになってきます。さらに、よ

く引用されている論文や、興味のある論文をチェックしておいて、時間のあるときに読んでみてください。その分野について勉強になるはずです。

　また、実は参考文献を見るときにもうひとつの目的があります。それは「この論文は読む価値があるか」と判断する材料に使うことです。論文の方法などを読んでいるうちに、「なんかこの論文は質が高くないかもしれない」と感じたら、方法を読むのを中断して参考文献を見にいきます。そして、これは筆者の個人的なスタイルなのですが、参考文献のほとんどが日本語の論文だった場合は基本的にその論文を読むのをやめます（必ずではありませんが、ほぼやめます）。理由はなぜか？　日本は世界のなかのひとつです。疫学研究で、世界でほとんど行われていない研究分野が、日本だけで盛んに行われているなんてあまり考えられません（ただし、日本特有の基礎研究などは別です。研究の初期段階では、日本でしか行われていないものも多いかと思います）。参考文献のほとんどが日本語の場合、その研究者は、日本の研究しか見ておらず、世界でもっとすばらしい研究が行われているかもしれないことに目を向けていない人なのかと想像してしまいます。そのような人が書いた論文を忙しい私たちが読む必要はないと思います。また同様に、科学的根拠といえない学会発表を多数引用している論文も読むのをやめるようにしています。

　これで、論文を1本読み終えることができました。慣れないうちは論文を1本読むのに膨大な時間がかかると思います。筆者の場合、これまでに紹介したコツに慣れ、専門分野の論文では15分程度で、その論文の概要の把握や、研究結果が理解できるようになってきました（専門外だと今でも1時間くらいかかってしまいます）。実践でエビデンスを利用する私たちにとっては、短時間で効率よく論文を読むことはとても大切なことです。はじめは時間がかかってしまうと思いますが、10本程度読むうちにコツがわかってきて、100本読み終える頃にはかなり効率よく読めるようになると思います。

　余談ですが、筆者は仕事で新規の事業開発を行っている関係上、さまざまな企業から新しい栄養・健康サービスについて相談されます。そのときに素早く関連テーマの論文を調べて、エビデンスの大枠を把握しておける

ので、他の専門職やクライアント企業とスムーズな打ち合わせができるようになりました。

ふん、ふふ〜ん♪

センパイ、鼻歌まじりに論文読むなんてスゴイです。私はまだまだ読むの大変ですよ……

はじめのうちわね。慣れれば15分くらいで読めるようになるわよ。

15分っ!?　早くそうなりたいですぅ〜…。ってうわ!!
センパイ、英語のままで読んでるんですか？　カッコイイです!!

まっあね〜♪　私クラスになれば、トウゼンだわ。

センパイ、すごすぎますぅ!!
やっぱり仕事のために英語の勉強をなさったんですかっ？

いや、いつどこでブ〇ッド・ピッドにナンパされてもいいように♡

……センパイにはがっかりです

参 考 文 献

1) 厚生労働省：日本人の食事摂取基準(2015年版)の概要
2) 菱田明・佐々木敏, 日本人の食事摂取基準(2015年版), 第一出版, 2015.
3) 国立研究開発法人国立健康・栄養研究所：「健康食品の有効性・安全性情報」 https://hfnet.nibiohn.go.jp/〔閲覧日2018年3月31日アクセス〕
4) Ethan M Balk, Mei Chung, Minghua L Chen, Lina Kong Win Chang, and Thomas A Trikalinos. *Data extraction from machine-translated versus original language randomized trial reports : a comparative study.* Syst Rev. 2013 ; 2 : 97.
5) 岩下愛ほか, 図解 PubMedの使い方―インターネットで医学文献を探す 第7版(阿部信一 監), 日本医学図書館協会, 2016.
6) Uechi K, et al. *Simple questions in salt intake behavior assessment : comparison with urinary sodium excretion in Japanese adults.* Asia Pac J Clin Nutr. 2017 ; 26 : 769-780.
7) 佐々木敏, わかりやすいEBNと栄養疫学, p.153, 同文書院, 2005.
8) Matsuyama T, Kitamura T, Kiyohara K, et al. *Incidence and outcomes of emergency self-harm among adolescents : a descriptive epidemiological study in Osaka City, Japan.* BMJ Open. 2016 ; 6 : e011419.
9) Umesawa M, Iso H, Date C, et al. *Relations between dietary sodium and potassium intakes and mortality from cardiovascular disease : the Japan Collaborative Cohort Study for Evaluation of Cancer Risks.* Am J Clin Nutr. 2008 ; 88 : 195-202.
10) He FJ, Li J, Macgregor GA. *Effect of longer term modest salt reduction on blood pressure : Cochrane systematic review and meta-analysis of randomised trials.* BMJ. 2013 ; 346 : f1325.
11) Higgins JP, Altman DG, Gøtzsche PC, et al. *Cochrane Bias Methods Group ; Cochrane Statistical Methods Group. The Cochrane Collaboration's tool for assessing risk of bias in randomised trials.* BMJ. 2011 ; 343 : d5928.

Column

PubMedの検索キーワードで困ったら……

　みなさんにPubMedを使って論文を検索していただければと5章で紹介しましたが、実際に使っていただけたでしょうか？　使ってみた方は気づいたかもしれませんが、慣れないうちは、どのキーワードで自分が読みたい論文がヒットするのか、なかなかわかりづらいのではないかと思います。

　たとえば、私たちがよく使う"摂取"という単語。野菜摂取と●●（疾患名など）、果物摂取と●●、食物繊維摂取と●●など、あらゆる場面で使います。では、PubMedでこの"摂取"を検索する場合、みなさんだったら、どのようキーワードを入力しますか？　intake, eating, ingestionなどどれを使ってよいのか悩みますよね。ましてやintakeしか思いつかなかったら、eatingやingestionをキーワードにしている論文を見逃してしまう可能性もあります。

　そんなときに便利な機能が『Mesh（メッシュ）』です。Medical Subject Headings（医学用語の見出し）の略で、同じ意味だけど違う表記をしている医学用語をひとつの単語にまとめてくれている用語集です。

　使い方は簡単で、検索ボックスに自分の知っている単語（例：intake）を入れます。検索ボックスの左側を「Mesh」にし、検索します（図1）。各Mesh用語の画面は図2のようになっており、その用語にはどんな単語が含まれているのかわかるので、今後キーワードをイメージするのに役立ちます。また、そのMesh用語でPubMed検索をすることもできます（図3）。

　玄人（エビデンスをつくる側＝研究者）の間では、「Mesh用語に含まれていない単語があると、その単語が検索から漏れるので推奨しない。自分でキーワードをつくるほうがよい」といわれていると小耳に挟んだことがありますし、実際に筆者がMesh用語で検索したときに、重要な論文が漏れていたこともありました。しかし、私たちのように英語論文のキーワードに慣れていなくて、intakeしか思いつかないうちは、Mesh用語

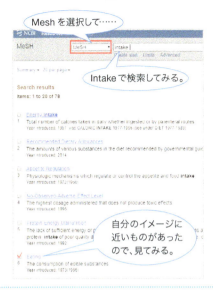

図1　Mesh用語の検索

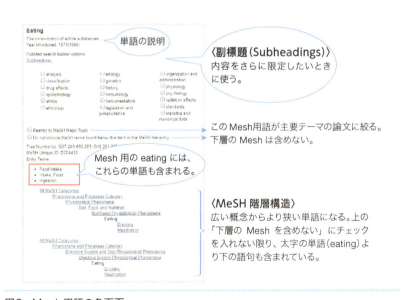

図2　Mesh用語の各画面

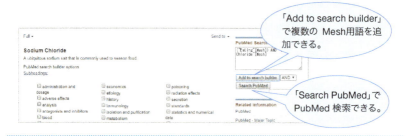

図3 Mesh用語の各画面

を使ったほうが、intakeも、Food Intakeも、Intake, Foodも、Ingestionもキーワードに含めてくれるので、使ったほうがよいと思います。

　ちなみに、この便利なMesh用語は、米国国立医学図書館の約100人のスタッフ（全員最低でも学士以上、Mesh用語の訓練を受けた方たち）によって、索引づけされているそうです*。お会いしたこともなければ、実際に作業現場も見たことはありませんが、きっと地道な作業なのではないかと想像します。そのような方々に感謝しながら、今日も筆者はMesh用語を使い、PubMed検索をするのです。

＊参考文献：岩下愛ほか，図解 PubMedの使い方―インターネットで医学文献を探す 第7版（阿部信一 監），日本医学図書館協会，2016．

Column

栄養情報、ほんとにあったコワイ話②
～孫引きの怖さを知ろう！～

　数年前の講演会での出来事です。筆者は聴衆の一人として、糖尿病の分野で有名な栄養の専門家の話を聞いていました。スライドを使いながらとてもわかりやすく説明してくださり、「さすが、人気のある先生は説明がわかりやすい」と思ったのを今でも覚えています。

　そして、あるスライドの説明で、『糖尿病の患者さんでは、同じ糖質量でも質に気をつけたいところです。こちらのスライドをご覧ください。同じ50ｇの糖質量であっても、食べた食品のちがいによって血糖値の上がり方にちがいがあります』と、図をさしながらGI（グリセミック・インデックス）の話をされました。図の下に参考文献が付けてありましたので書誌情報を見ると、読んだことのある論文で、よく引用されている有名な論文でした。ただ、その論文は健常者での調査だったような記憶があったので、その場でPubMedを検索してみました。これに関しては筆者の記憶が正しく、健常者での調査でした。と同時に、糖尿病患者さんは人によって血糖値の変動がさまざまなはずなので、この健常者の結果をそのまま使ってよいのかな？　と疑問が沸いてきました。

　講演が終わり、先生がお一人になられるときを見計らい、疑問を聞いてみることにしました（普段は質疑応答の時間に聞きますが、そのときは失礼になる可能性があったので、会が終わった後に聞きました）。「先ほどご説明いただいたGIのグラフですが、あれはたしか健常者での調査結果だったと思います。糖尿病患者さんも同様の血糖値の変化をすると考えてよいのでしょうか？」と質問したところ、返ってきた答えに驚愕してしまいました。「あ、そうなんですか。私は読んでいないので知らなかったです。●●協会でも使われている資料ですから」と。その後、何か説明してくれたような気がするのですが、あまりの驚きで説明はよく覚えていません。

　第一に、自分が使う講演の元資料の中身を見ていないこと。これが俗にいう"孫引き"です。協会の資料で使われていたようなのですが、そのよ

Column

　うな二次情報を一次情報に立ち返ることなく使っていたことに驚きました。第二に、それをあっけらかんと話してしまうことにショックを受けました。その先生は元論文を見にいかないといけない、二次情報をそのまま使うのは恥ずべきことということを知らなかったのだと思います。

　栄養業界の恥ずかしい話題なので書きたくはありませんが、何年も前の出来事ですので、これからの栄養業界で同じようなことが起きないでほしいと思いここに書きました。

　読者のみなさんが、講演をされたりコラムを執筆したりする際、同様のことがないように気にかけていただけると嬉しいです。

　最後になりますが、このコラムで使った病名や事例はフィクションです。糖尿病領域で活躍されている先生方を批判するものではありません。

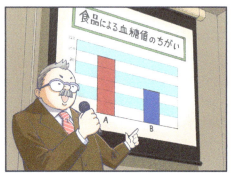

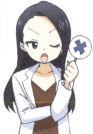

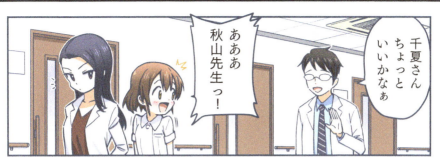
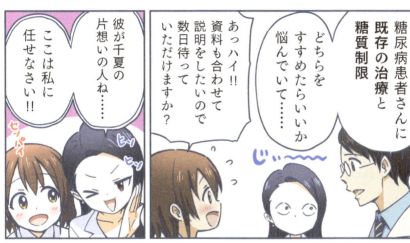
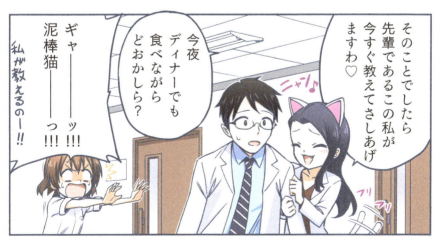

第6章

EBNを実践しよう！

さて、いよいよEBN（Evidence based nutrition）の実践です。1章で紹介した、下記のEBNのポイントを思い出しましょう。"EBNの実践"とは、科学的エビデンスと、専門職としての知識や経験をかけあわせて、患者さんに最良と思われる選択肢を提案することです。コラムなどを執筆している方はターゲットの目的に適した最良の情報を発信することです。EBNのポイント①〜③を順に見ていきましょう。

> **EBNのポイント**
> ❶ 利用可能な最良のエビデンス（科学的根拠）
> ❷ エビデンス情報に、専門的知識を統合
> ❸ 患者・個々人の価値観に基づいた選択

6.1 EBNの実践

EBN実践のための5つのステップを紹介します。

> 1）PICO（ピコ）を明確にする。
> 2）ガイドラインや論文を検索して、目的に合わせて読むものを選別する。
> 　（論文の検索には、5章で紹介したガイドラインやPubMedなどを使うことをおすすめします）
> 3）論文を読んで、情報をまとめる。
> 4）エビデンス情報に専門的知識を統合する。
> 5）患者・対象者の理解度、経済力、価値観に基づいた選択をする。

1）PICOを明確にする

エビデンスを探す前に、**PICOを明確にしておく**ことがポイントです。PICOとは、

- P＝患者（Patients）、参加者（Participate）、集団（Population）のPで対象者をさす。
- I＝介入（Intervention）内容（観察研究では曝露要因）
- C＝比較対照（Comparison）
- O＝結果（Outcomes）

の頭文字をとった頭字語です。つまり、誰に対して、何の改善または予防を期待して、どのような介入を行ったものを探したいのか、事前にはっきりさせておくのです。これをはっきりさせておかないと、何千万本の医学論文の海のなかで方向性を見失って漂流してしまいます（目的外の大多数の論文に目移りしてしまいます）。そのようにならないためにも、事前に、自分が今調べたいPICOを明確にしておきましょう。

冒頭の千夏と秋山先生の会話を例にPICOを定義してみましょう。2人の会話は、糖尿病患者の食事療法として、糖質制限食と既存の糖尿病治療食（炭水化物エネルギー比50〜60％[1]）のどちらを推奨すべきか、といったものでした。この課題のPICOの一例を**表6-1**に示しました。2人の会話では何を結果にすべきか明確にはなっていなかったので、値の改善と設定しました。PICOに当てはめて考えてみると、調べることが明確になります。

表6-1　PICOの当てはめの例

P＝対象者	糖尿病の患者
I＝介入内容	糖質制限食
C＝比較対照	一般的な糖尿病治療食（炭水化物エネルギー比50〜60％[1]）
O＝結　果	ヘモグロビンA1cを改善するか？

2）ガイドラインや論文の検索

●ガイドラインで検索

まずは、ガイドラインを見てみましょう。今回は対象者を糖尿病患者に限定しているので、糖尿病診療ガイドライン2016[1]を見てみます。3章の

第1項目（Q3-1）の推奨ステートメントに、

> 『炭水化物を50～60％エネルギー、たんぱく質を20％エネルギー以下を目安とし、残りを脂質とする』（糖尿病診療ガイドライン2016、以下同様）

と記載されています。ここだけ見ると、糖尿病学会は糖質制限食を認めていないように見えるのですが、その下の解説文を読んでいくと、

> 『最近のメタアナリシスでは、低炭水化物食、低脂肪食間で体重減少効果に有意差はないとしている[2]』

とエビデンスを示しながら記載してくれています。早速、文献一覧で、その論文のタイトルを見てみます。「Comparison of weight loss among named diet programs in overweight and obese adults : a meta-analysis[2].（過体重および肥満の成人におけるダイエットプログラム間の体重減少の比較：メタアナリシス）」というものでした。今回設定したPICOの、P（対象者）は糖尿病患者、O（結果）はヘモグロビンA1cの減少ですが、この論文は対象者が過体重と肥満者、結果は体重減少のようです。論文の本文を読んでみると、サブグループ解析[i]で糖尿病患者のものもあるかもしれないので、さらっと見てみます。今回はサブグループ解析にもなかったので、もう少し、今回のPICOに合致する情報がないか、ガイドラインを読み進めてみます。

　Q3-4の推奨ステートメントで、

> 『炭水化物摂取量と糖尿病の発症リスク、血糖コントロールとの関連性は確認されていない』

---

i) サブグループ解析：集団全体のなかから特定のグループを抜き出して解析すること。ただし、サブグループ解析の結果は、メインの解析のアウトカムに比べて根拠の質が下がることが多いので、気をつけてみてください[3]。

とあります。その項目の解説文を読むと、

> 『2012年に炭水化物制限の糖尿病状態に対するシステマティックレビューが発表されているが、現時点ではどのレベルの炭水化物制限であっても、高血糖ならびにインスリン抵抗性の改善に有効であるとする明確な根拠は見いだせないと結論している。糖尿病における炭水化物の至適摂取量は、身体活動量やインスリン作用の良否によって異なり、一意に目標量を規定することは困難である。合併症や薬物療法の制約がなければ、柔軟に対応してもよい』

と、有効性は見出せないものの、炭水化物量を柔軟に決めてよいと書かれています。引用されている論文は「Macronutrients, Food Groups, and Eating Patterns in the Management of Diabetes. A systematic review of the literature[4]」（糖尿病管理における多量栄養素、食品群、食事パターンのシステマティックレビュー）」です。後で読んでみようと思います。しかし、

> 『総エネルギー摂取量を制限せずに、炭水化物のみを極端に制限することによって減量を図ることは、（中略）遵守性や安全性など重要な点についてこれを担保するエビデンスが不足しており、現時点ではすすめられない』

と、極端な制限はすすめないと記載があります（どの程度を"極端な制限"というかは書かれていませんでした）。

これらのガイドラインの情報から、糖尿病学会では、エビデンスが不十分であるため、糖質制限に関する明確な方針を打ち出していないようです。ですが、現場で働いている管理栄養士や栄養士にとっては、もう少し情報がほしいところです。

● **日本以外のガイドラインを見る**

次に、アメリカの糖尿病学会が毎年出しているガイドライン（Standards of Medical Care in Diabetes 2018)[5]を見ることにします。

> The role of low-carbohydrate diets in patients with diabetes remains unclear[4].
>
> (糖尿病患者への低糖質食の役割はいまだ明らかではない。)

> While benefits to low-carbohydrate diets have been described, improvements tend to be in the short term and, over time, these effects are not maintained.[6〜9]
>
> (短期間においては低糖質食のメリットは報告されているが、その改善は短期間である傾向があり、長期間においてはこれらの効果は維持されない。)

> Most individuals with diabetes report a moderate intake of carbohydrate (44-46% of total calories)[10]. Efforts to modify habitual eating patterns are often unsuccessful in the long term; people generally go back to their usual macronutrient distribution[10]. Thus, the recommended approach is to individualize meal plans to meet caloric goals with a macronutrient distribution that is more consistent with the individual's usual intake to increase the likelihood for long-term maintenance.
>
> (ほとんどの糖尿病患者は、普段の炭水化物摂取量を、総エネルギーの44〜46％と報告している。食事パターンを修正しようとしても、長期的には成功しないことが多い。一般的に、三大栄養素の摂取割合は普段のものに戻ってしまうためである。したがって、長期的な改善の可能性を高めるために、個々の三大栄養素の摂取バランスを維持したうえで個人の普段の多量栄養素の割合に近づけて、エネルギー目標を達成できるように食事計画を個別化することが推奨される。)

●カナダの糖尿病学会のガイドライン

次に、カナダの糖尿病学会が毎年出しているガイドライン（2018 Clinical

Practice Guidelines [Nutrition Therapy])[11]を見てみることにします。

> The macronutrient distribution is flexible within recommended ranges and will depend on individual treatment goals and preferences.
> （三大栄養素の分布は、個々の治療目標および嗜好を考慮し、推奨される範囲内で柔軟に決める。）

> Replacing high-glycemic-index carbohydrates with low-glycemic-index carbohydrates in mixed meals has a clinically significant benefit for glycemic control in people with type 1 and type 2 diabetes.
> （高GIの炭水化物を、低GIの炭水化物に置き換えることは、1型および2型糖尿病における血糖コントロールにとって臨床的に有意な利益をもたらす。）

> If CHO is derived from low glycemic index (GI) and high-fibre foods, it may contribute up to 60% of total energy, with improvements in glycemic and lipid control in adults with type 2 diabetes[12].
> （炭水化物が低GIおよび高食物繊維である場合、全エネルギーの60％まで炭水化物が占めても、2型糖尿病の成人における血糖および脂質の改善が期待できる。）

> Systematic reviews and meta-analyses of controlled trials of CHO restricted diets (mean CHO of 4% to 45% of total energy per day) for people with type 2 diabetes have not shown consistent improvements in A1c compared to control diets[7,13,14].
> （2型糖尿病患者を対象とした低炭水化物食（平均4〜45％エネルギー比）の介入試験のシステマティックレビューおよびメタアナリシスでは、コントロール食と比較してA1cの一貫した改善を示していない。）

● **ガイドラインで引用された論文を保存**

日本、アメリカ、カナダの糖尿病診療ガイドラインで、糖尿病患者（P）に対して、糖質制限食（I）が、既存の糖尿病治療食（C）と比較して、ヘモグロビンA1cを改善させるか（O）をテーマにした論文を、保存しておきます。

● **PubMedで検索**

次は、検索式をつくって、PubMedで論文を探してみます[ii]。読者のみなさんもパソコンを立ち上げて、同じように検索してみてください。なお、検索結果の論文ヒット件数は2018年4月7日時点のものなので、みなさんが検索するときのヒット件数とは異なります。

検索1回目

● **検索式**：まずはオーソドックスにPICOのキーワードをそのまま使って検索してみました。

『"Diabetes Mellitus" [Mesh] AND "Diet, Carbohydrate-Restricted" [Mesh] AND "Moderate Carbohydrate" AND "Glycated Hemoglobin A" [Mesh]』

糖尿病、糖質制限食、適度な糖質、HbA1cのキーワードをすべてMesh用語で調べて、ANDでつなぎました。

● **検索結果**：0件

まったく引っかからなかったので、キーワードを変えて2回目の検索を行います。

検索2回目

● **検索式**：1回目では検索の幅を狭めすぎだったので、"適度な糖質"というキーワードを除いてみました。

『"Diabetes Mellitus" [Mesh] AND "Diet, Carbohydrate-Re-

---

ii) ここで紹介する方法は、現場の管理栄養士や栄養士が短時間で情報を集めるための方法です。なお、学会のガイドラインを定める際のレビュー（系統的レビュー）などでは、ここで挙げているような方法ではなく、厳格な論文の選定方法がとられます。

stricted" [Mesh] AND "Glycated Hemoglobin A" [Mesh]』
- **検索結果**：42件

適当な量なので、タイトルをざっと見ていくことにします。
（もちろん、自動翻訳機能はONにしています）
- **タイトルで選別**：15本をクリップボードに保存。

対象者が妊婦や小児のもの（千夏と秋山先生の会話では妊婦や小児を含めるかはわからないのですが、ここでは除外対象としました）、介入で薬剤を使用しているもの、結果が体重管理だけのものを除外しました。ただし、1型糖尿病は含めました。

検索3回目

- **検索式**：2回目の検索時にメタアナリシスが数本あったので、かなり研究が進んだ領域なのかと考え、ほかにもメタアナリシスがないか検索することにしました。

『"Diabetes Mellitus" [Mesh] AND "Diet, Carbohydrate-Restricted" [Mesh]』で検索をし、記事の種類の絞り込み機能でメタアナリシスのみを選択しました。
- **検索結果**：13件
- **タイトルで選別**：5本をクリップボードに追加。

2回目の検索時にクリップボードに保存したものを除いて（図6-1）、新規に5本を追加しました。

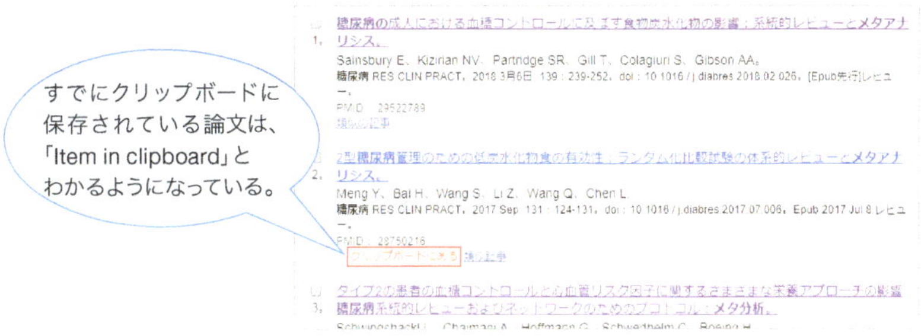

すでにクリップボードに保存されている論文は、「Item in clipboard」とわかるようになっている。

2回目以降の検索では、クリップボードに保存されていない論文のタイトルに目を通していく。

図6-1　2回目以降のタイトルでの選別のコツ

検索4回目
- **検索式**：検索はこれで終わりにしようと思いますが、4回目は少しだけ上級編です。1回目の検索式の作成時に"糖質制限"のMesh用語を見て、"Diet, Carbohydrate-Restricted"[Mesh]に含まれる単語は十数個あったのですが、"制限"を意味する単語は"Restricted"のみで、RestrictやRestrictionが含まれていないのが気になっていました。もしかすると、RestrictやRestrictionがキーワードになっている論文を見逃している可能性があるので、Mesh用語ではなく次の検索式をつくってみました。
  『Carbohydrate Restrict* AND meta analysis』
  この検索式のRestrictの最後に付けている"＊(アスタリスク)"がコツで、"＊"より後ろは、どのような語句でも検索してくれます。これをワイルドカード検索といいます。実際に検索した後の、検索詳細でどのように検索されたか確かめてみると、carbohydrate restrict, carbohydrate restricted, carbohydrate restricting, carbohydrate restriction, carbohydrate restrictive, carbohydrate restrictorsと、「t」の後のさまざまな語尾変化に対応して検索してくれていることがわかります。
- **検索結果**：53本
- **タイトルで選別**：3本をクリップボードに追加。
  幅広く検索したので、今、自分が調べたいもの以外もたくさんヒットしてしまいますが、今までの検索で漏れていた3本を追加しました。

アブストラクトで選別
　この段階でクリップボードに23本の論文が保存されているので、23本のアブストラクトを読んでみます。メタアナリシスやシステマティックレビューが相当数あったので、今回はメタアナリシスのみに絞ることにしました。メタアナリシスのなかでも、結果がヘモグロビンA1cではなかったもの、本文がスペイン語のもの、年代が古く北米での結果のみを解析対象としていたものを除外しました。

表6-2 糖尿病患者への糖質制限食と既存の糖尿病治療食のヘモグロビンA1cの影響を検討するための論文候補（メタアナリシス）

No.	筆頭著者	年	タイトル	備　考*
1	Sainsbury E	2018	Effect of dietary carbohydrate restriction on glycemic control in adults with diabetes : A systematic review and meta-analysis[15].	
2	Huntriss R	2018	The interpretation and effect of a low-carbohydrate diet in the management of type 2 diabetes : a systematic review and meta-analysis of randomised controlled trials[16].	
3	Meng Y	2017	Efficacy of low carbohydrate diet for type 2 diabetes mellitus management : A systematic review and meta-analysis of randomized controlled trials[8].	米　国
4	Snorgaard O	2017	Systematic review and meta-analysis of dietary carbohydrate restriction in patients with type 2 diabetes[6].	
5	Naude CE	2014	Low carbohydrate versus isoenergetic balanced diets for reducing weight and cardiovascular risk : a systematic review and meta-analysis[17].	
6	Ajala O	2013	Systematic review and meta-analysis of different dietary approaches to the management of type 2 diabetes[18].	
7	Kirk JK	2008	Restricted-carbohydrate diets in patients with type 2 diabetes : a meta-analysis[13].	カナダ

＊ガイドラインで引用されていた論文は、その国名を記載。

読む論文を決定する

　各国の糖尿病診療ガイドラインとPubMed検索の結果、表6-2の7本のメタアナリシスの論文を読むことにしました。

3）論文を読んで、情報をまとめる

　論文を選別したら、いよいよ本文を読んでいきます。アブストラクトで選別した論文が1～2本であれば内容を忘れないかもしれないですが、3本以上ある場合は、内容を忘れないようにメモしておくことをおすすめします。メモのとり方は、もちろん自分がやりやすい方法でよいのですが、ここでは、普段行っている方法を紹介します。

　筆者はアブストラクトテーブル（概要の表）をつくることでメモの代わ

表6-3 アブストラクトテーブルの例（上：観察研究用、下：介入研究用）

書誌情報			研究方法							
					対象者特性					
論文タイトル	筆頭著者	年	研究デザイン	人・動物	年齢	性別	人数	人種	疾病・既往歴	生活スタイル
記入例			・メカニズム ・コホート研究 ・症例対照研究 ・横断研究	・人 ・動物 ・細胞レベル ・試験管レベル				・日本人 ・アジア ・欧米	・がん ・肥満 ・糖尿病 ・やせ ・うつ	・健常者 ・入院患者 ・寝たきり ・妊婦 ・授乳婦 ・単身世帯

書誌情報			研究方法		結果				
論文タイトル	筆頭著者	年	研究デザイン	盲検化	対象者特性	人数	1日摂取量	摂取期間	メインアウトカム
記入例			・RCT ・非ランダム化比較試験	・あり ・なし					

りにしています。**表6-3**は自作しているアブストラクトテーブルの例です。記載する項目は、目的に合わせて、項目数を減らしたり、名称を変えたりしてください。また、限られた時間でまとめる必要があるので、自分の目的に合わせて項目を絞ってください。

表6-4は、先ほどの糖質制限に関するメタアナリシスの論文を読んで作成したアブストラクトテーブルを簡略化したものです。このようにまとめてみると、結果だけではなく、いろいろなことが見えてきます。

まず、介入の内容を確認しましょう。介入内容の「糖質制限の特徴」を見てください。一言に糖質制限といっても、糖質エネルギー比10〜45％と幅が広いことがわかります。これを実生活に換算して考えてみましょう。糖質エネルギー比10％未満では、3食すべてで主食を抜き、当然お菓子も食べられず、糖質の多い野菜や果物も控えなければなりません。また調味料にも気をつけなくてはいけないような、厳しい糖質制限です。糖質エネルギー比25％では、1日3食の食事のうち、1食だけ軽めに主食を食べ、ほかの2食は主食を抜くような食生活です。間食のお菓子はごくたまに食べる程度です。糖質エネルギー比45％の場合は、3食のうち1食だけ主食

研究方法					調整した交絡因子	結果・考察		メモ
曝露因子		結果因子		解析手法		結果	研究限界	
曝露因子	測定方法	メインアウトカム	測定方法					
	・測定データ・生体指標 ・インタビュー ・質問票 ・食事記録 ・秤量法 ・医師による診断		・測定データ・生体指標 ・インタビュー ・質問票 ・食事記録 ・秤量法 ・医師による診断	・t検定 ・ANOVA ・カイ二乗検定 ・ピアソン相関係数 ・ロジスティック回帰分析			・一般化できない ・ドロップアウトが多い ・因果の逆転が考えられる ・測定方法に妥当性がない	

結果			研究限界	メモ
介入群	コントロール群	介入群 vs コントロール群		
			・ランダム割付ではない ・盲検化されていない ・介入群の脱落者が多い	

を抜く程度の軽めの制限です。日によっては、甘いものを食べることもできますし、果物も食べることができます。介入研究を見る場合は、結果だけではなく、その介入内容は、対象者が実践できるのかどうか、の視点ももちながら見ることも大切です。そこが**"有効性"と"効果"は別物**といわれる所以です。有効性（または効能、efficacy）とは、ランダム化比較試験など介入方法が理想条件下でもたらされる便益であり、"効果（effectiveness）"は、ある特定の介入を一般条件下で行ったときにもたらされる便益のことです[19]。おおまかにいえば、「いくら理想的な条件でよい結果が出ても、日常生活で実践できなければ効果とはいえない」ということです。よって、**実践可能な介入内容であったかどうかを確認する視点が重要**なのです。次に「コントロールの特徴」も見ておきましょう。糖質エネルギー比で45〜60％程度が多いようです。これは、一般的な日本人の食事で糖質エネルギー比55％[20]と同程度なので、イメージしやすいと思います。「期間」も見ましょう。メタアナリシスに含まれる研究の介入期間が3か月から最長4年と、かなり幅があります。このことは後から重要になるので頭に入れておいてください。

表6-4 糖質制限によるHbA1cへの効果についてメタアナリシスした論文のアブストラクトテーブル

No.	対象者 病型	対象者 その他	研究方法 介入/コントロール 糖質制限の特徴	研究方法 介入/コントロール コントロールの特徴	介入期間
1[15]	糖尿病	成人	1) 厳しい糖質制限 糖質10%E[※1]未満 (〜50 g/日[※2]) 2) 糖質制限 糖質10〜26%E (〜130 g/日) 3) ゆるやかな糖質制限 糖質26〜45%E (〜225 g/日)	糖質45〜60%E	3〜24か月
2[16]	2型糖尿病	18歳以上	糖質14〜52%E	〈一般的な糖尿病ケアの食事〉 ・糖質50〜60%E ・脂質25〜30%E	3か月〜4年 (18本中9本が1年以上)
3[8]	2型糖尿病		糖質26%E未満 (〜130 g/日)	〈普通または高糖質食〉 糖質45〜60%E	3か月〜2年
4[6]	2型糖尿病		1) 糖質25%E (範囲14〜40%) 2) 糖質30%E (範囲14〜45%)	〈一般的な食事〉 糖質45〜60%E	1) 3〜6か月 2) 1年
6[18]	2型糖尿病	8本中6本が肥満	糖質13〜45%E (20〜120 g/日)	糖質44〜57%E	6か月〜2年

※1 %Eは、エネルギー比。
※2 gは糖質量。
※3 数値はHbA1cの変化。( )内の数値は95%信頼区間。
論文No.5はアウトカムがHbA1cではなく体重減少だったため、No.7はメタアナリシスではなくシステマテックレビューだったため、本表には含めなかった。

メタアナリシスに含まれる論文数	結果 糖質制限 vs コントロール	メモ
25本	・3か月後 2) −0.47 (−0.71, −0.23) ＊※3 3) −0.06 (−0.17, 0.06) total −0.19 (−0.33, −0.05)＊ ・6か月後 2) −0.36 (−0.62, −0.09)＊ 3) −0.06 (−0.25, 0.13) total −0.15 (−0.31, 0.02) ・12か月後 2) −0.17 (−0.44, 0.09) 3) −0.08 (−0.23, 0.06) total −0.09 (−0.21, 0.03) ＊P＜0.05	・3か月の調査ではパブリケーションバイアスが存在していた。6、12か月ではなかった。 ・6、12か月と期間が長くなるごとに、介入群・コントロール群ともにコンプライアンスが下がる。 ・糖質制限のほうが、投薬量が減った。 ・研究の半数は、最後まで研究に参加した人だけを解析しており、エビデンスクオリティに問題あり。
18本	・3か月後 糖質制限のほうが効果的な傾向にはあった（P＝0.06） ・6か月後 両郡に有意差なし ・1年後 −0.28 (−0.53, −0.02) P＝0.03	・18本中15本はバイアスハイリスク。 ・50 g/日以下は継続困難。130 g/日なら続けられそう。 ・糖質制限のほうが、投薬量が減っている人が多いので、食事の効果はもう少し大きい可能性がある。
9本	−0.44 (−0.61, −0.26) P＜0.00	・6か月以上の研究は3本あり、その3本すべてでコントロール群との有意性はなかった。
7本	1) −0.34 (−0.63, −0.06) 2) 0.04 (−0.04, 0.13)	・途中離脱は、糖質制限とコントロールでは差はない。
8本	−0.12 (−0.24, 0.00) P＝0.04	・有意差があったのは、8本中2本。

では、結果を確認していきます。糖質制限食 vs コントロールで、HbA1cの下がり方にどの程度の差があったのかを確認しましょう。ぱっと見たところ、糖質制限のほうが、コントロールに比べてHbA1cが下がっていることように見えます。しかし、もう少しよく見てみると、研究期間によって特徴があることがわかります。多くの場合、3～6か月の短期間では糖質制限のほうがコントールに比べて、HbA1cは有意に改善しているようです（表6-4のNo. 1, 3, 4[6,8,15]）。6か月以上（同No. 3[8]）、1年以上の期間（同No. 1, 4[6,15]）になると、両者に統計的な差はなくっていることが多いようです。また同じ糖質制限でも、糖質エネルギー比45％付近よりも25％程度のほうが、効果が大きそうです（同No.1, 4[6,15]）。

最後に「メモ」を見てください。今回のテーマである「糖尿病患者には、糖質制限食と一般的な糖尿病食のどちらを推奨すべきか」を考えるうえで大切だと思ったものを記載しました。気になるところでは、比較的短期間の研究で**パブリケーションバイアス**（publication bias、出版バイアス）[iii]があること、期間が長いほど両者ともコンプライアンス[iv]が落ちること（特に糖質50g/日以下では継続がかなり難しいこと）、糖質制限のほうが投薬量が減っていることです。

4）エビデンス情報に専門的知識を統合する

次は、先ほど調べたメタアナリシスの情報に、EBNの2つ目のポイント「エビデンス情報に、専門的知識の統合」を行っていきましょう。

論文からわかったこと

- 3～6か月の短期間では、糖質制限のほうが、一般的な糖尿病食（炭水化物エネルギー比50～60％）より、HbA1cを改善できた研究が多かった。
（ただし、パブリケーションバイアスの存在も考えられる）

---

iii）パブリケーションバイアス：有意な結果が出た論文のほうがそうではない論文に比べて、筆者が投稿しやすく、また査読者も受理しすいため、出版されやすい傾向にあること。

iv）コンプライアンス：対象者が治療方針や介入内容にしたがって治療や生活を続けること。対象者が主体的に治療内容に従うアドヒアランスといいますが、ここではデザインされた介入研究における尊守をいうのでコンプライアンスとしています。

- 糖質制限のなかで比べると、糖質エネルギー比45％(糖質225ｇ/日程度)よりも、糖質エネルギー比25％(糖質130ｇ/日程度)のほうが、HbA1cを改善できた研究が多かった。
- 糖質制限、コントロールともに期間が長いほどコンプライアンスが下がる。特に糖質50ｇ/日以下（糖質エネルギー比10％）の実践はかなり難しそう。

筆者がエビデンスから考えたこと
- 両方の食事療法の内容を説明して、糖質制限であっても、既存の糖尿病治療食であっても、患者さんがやりやすいと回答したほうで食事療法をはじめてみる（アメリカのガイドラインに書いてあった、三大栄養素の割合は普段のものに戻りやすい、ということも考慮して）。
- どちらか悩まれた方には、糖質制限のほうが早めに効果が出る可能性があることを伝え、糖質制限をすすめる。
- 糖質制限を選ばれた方で、さらにやる気がありそうな人、かつ他の疾患等に影響を与える危険がない場合は、糖質エネルギー比25％（糖質130ｇ/日程度）を紹介してみる。
- 食事療法開始から3〜6か月をめどに実践の程度や、できれば血液検査結果などを確認し、もう一方の食事療法を試してみるか患者さんといっしょに検討する。

エビデンスに専門的知識を統合
- 糖質制限をする場合、主食を抜くことが多くなる。そうすると、主食からの摂取が多い栄養素が不足する可能性がある（食物繊維摂取量は有意に減少する[21]）。そのため、主食は精製したものよりも、未精製のものをすすめたほうがよい。また、野菜やきのこなどをしっかり食べるように指導する必要もある。
- 糖質制限をするとおかずの量が増えるため、食塩摂取量が増えすぎないように、おかずの選び方を指導する必要がある。
- 複数の糖質制限経験者から、「だんだんと食べるものが限られてくる。特に外食のときの食事選びが難しい」との声を聞く。外食が多い人であ

れば、調整しやすいように、家で食事をするタイミング（例：朝食）で、1食分の主食を減らすところからはじめてもらう。また、「肉や魚を多く買うので、食費が増える」という経験談も多く、食費に余裕のない人にはすすめづらい。

このように、糖質制限を行うときのワンポイントアドバイスや、糖質制限によるデメリット（栄養素の過不足）、実行しやすい患者さんや対象者の生活環境などを考えておきます。

5）患者・対象者の理解度、経済力、価値観に基づいた選択をする

いよいよ、EBNの3つ目のポイント「患者・個々人の価値観に基づいた選択」です。対象者とHbA1cを下げるための食事療法について話し合いをします。まずは、こちらから既存のガイドラインで推奨されている食事内容や糖質制限食をおおまかに説明します。対象者の反応を見ながら、どちらの食事療法を行っていくか、具体的にどのように実行していくかを話し合って決めていきます。

たとえば、糖質制限をすすめる場合も、「糖質エネルギー比を40％、できそうだったら25％程度にしましょう」では、患者さんや対象者はピンときません。ネットなどを調べれば、すぐに糖質制限における糖質エネルギー比の数値は出てきますので、数値を伝えること自体はよいと思いますが、もう少し具体的な例で説明していきます。「糖質エネルギー比40％の食事は、3食のうち1食だけ主食を抜いて、お菓子は食べないといった軽めの制限です。効果は、ガイドラインで推奨されている食事に比べてわずかに有効かあまり差がない程度なので、○○さんのやりやすいほうではじめてみるのがよいと思います。早めの効果を期待するのであれば、2か月くらい糖質エネルギー比25％程度で頑張る方法もあります。1日3食の食事のうち、1食だけ軽めに主食を食べ、ほかの2食は主食を抜きます。甘いお菓子も2か月は我慢しましょう。ただし、このやり方は、毎日おかずが似たようなものになったり、普段より食費が増えやすいので、全員が全員続けられるわけではありません。続けるのが難しそうになったら、途中でも相談してください。そのときは、○○さんが続けやすくて、効果が出

る方法に切り替えましょう」と、伝えてみてください。すると、どのような食事療法が実行できそうか、患者さんや対象者は選びやすいです。そして、選択肢を絞り込んでいく過程で、患者さんや対象者からは自然に、その食事療法について質問がきます。たとえば、「早く効果を実感したいから、糖質エネルギー比25％で頑張ってみたいけど、みんなはどのようなおかずを食べているのですか？」「どうしても間食したくなったら、どうしたらよいですか？」などです。そのような場合、「肉か魚のおかずをメインディッシュにして、小鉢で豆腐や納豆、卵、チーズを摂ります。さらに、たっぷりの野菜やきのこのおかずを組み合わせてみてください」「間食は、ナッツや糖質が少ないいちごやラズベリー、ブルーベリー、なし、すいか、オレンジ、みかん、キウイフルーツなどの果物を食べるようにします。バナナやぶどう、缶詰の果物は糖質が多いので、2か月間は我慢してください。あとは、コンビニなどで"低糖質"と書かれたお菓子も選べますよ」などの具体的なアドバイスに入っていけます。

　このように、具体的なアドバイスを交えながら、食事療法の取捨選択をしていきます。そして、患者さんや対象者の方に理解してもらったうえで、その方の食事療法を決定します。

　本章では、糖尿病の食事療法を例に、EBN実践の一連の流れを見てきました。自分の頭のなかに、ガイドラインや論文の情報が入っていれば、目の前の患者さんや対象者に効果が出そうな選択肢を提示でき、そこからその方にあった食事法を選んでいけることがおわかりいただけたでしょうか？

　ちなみに、今回紹介したエビデンスは、小児や高齢者、1型糖尿病患者を対象にした論文ではないので、成人の2型糖尿病患者の栄養指導に対する情報だと考えてください。また、HbA1c以外の「結果」や、糖質量をどの程度まで減らしても、たんぱく質や脂質をどの程度まで増やしても有害な事象が起きないかは、別途PICOを設定して調べる必要があります。

EBNの実践方法をひととおり見てきたので、ここで読者のみなさんもテーマに合わせたPICOの設定とPubMedでの検索キーワードの作成をやってみましょう！　回答例はp.184〜186にあるわよ。

演習1

疑問
高血圧患者が減塩を行うと、どの程度血圧が下がるのか？

●PICOの設定

P＝対象者	
I＝介入内容	
C＝比較対照	
O＝結　果	

●検索式の作成

演習2

疑問
野菜の摂取量を増やすことで、メタボリックシンドローム対象者の腹囲は減少するか？

●PICOの設定

P＝対象者	
I＝介入内容	
C＝比較対照	
O＝結　果	

●検索式の作成

演習3

疑問
食物繊維の摂取量を増やすことで、糖尿病は改善するか？

●PICOの設定

P＝対象者	
I＝介入内容	
C＝比較対照	
O＝結　果	

●検索式の作成

演習回答例

演習の回答例です。1つのPICOに対して、いくつかの検索式をつくって、どのような論文がヒットするか試してみてくださいね。

演習1

疑問
高血圧患者が減塩を行うと、どの程度血圧が下がるのか？

● PICOの設定

P＝対象者	高血圧症と診断された成人
I＝介入内容	減塩
C＝比較対照	減塩をしない（または特に減塩を強調しない）
O＝結果	血圧

● 検索式の作成

(1) "Hypertension"［Mesh］AND "Sodium Chloride"［Mesh］AND（decrease OR reduc* OR restriction*）

(2) "Hypertension"［Mesh］AND "Sodium Chloride"［Mesh］AND（decrease OR reduc* OR restriction*）AND "Randomized Controlled Trial"［Publication Type］

(1)では、1804件がヒット。「Humans」で絞り込んで840件。(2)で、96件がヒット。〔2018年11月25日時点〕

演習2

> **疑問**
> 野菜の摂取量を増やすことで、メタボリックシンドローム対象者の腹囲は減少するか？

● PICOの設定

P＝対象者	メタボリックシンドローム
I＝介入内容	野菜の摂取を増やす
C＝比較対照	野菜の摂取量を変えない（または少ない）
O＝結　果	腹　囲

● 検索式の作成

(1) "Metabolic Syndrome" [Mesh] AND "Vegetables" [Mesh] AND (increase OR high OR intak* OR frequency OR consumption OR eat*) AND "Abdominal Fat" [Mesh]

(2) "Metabolic Syndrome" [Mesh] AND "Vegetables" [Mesh] AND (increase OR high OR intak* OR frequency OR consumption OR eat*)

(3) ("Abdominal Fat" [Mesh] OR "Obesity, Abdominal" [Mesh]) AND "Vegetables" [Mesh] AND (increase OR high OR intak* OR frequency OR consumption OR eat*)

(1)は絞り込みすぎたようで1件のみヒット。(2)は100件ヒット。(3)は28件ヒット。〔2018年11月25日時点〕

演習3

> **疑問**
> 食物繊維の摂取量を増やすことで、糖尿病は改善するか？

●PICOの設定

P＝対象者	2型糖尿病と診断された成人
I＝介入内容	食物繊維の摂取量を増やす
C＝比較対照	食物繊維の摂取量を変えない（または少ない）
O＝結　果	ヘモグロビンA1c、空腹時血糖

●検索式の作成

(1) "Diabetes Mellitus"［Mesh］AND "Dietary Fiber"［Mesh］AND（increase OR high OR intak* OR consumption OR eat*）AND "Glycated Hemoglobin A"［Mesh］

(2) "Diabetes Mellitus"［Mesh］AND "Dietary Fiber"［Mesh］AND（increase OR high OR intak* OR consumption OR eat*）AND（"Glycated Hemoglobin A"［Mesh］OR "Blood Glucose"［Mesh］）

(1)は93件ヒット。(2)は396件ヒット、「Humans」で絞り込んで353件。〔2018年11月25日時点〕

秋山先生、お待たせしました！ 糖尿病患者さんの食事で、既存の治療食と糖質制限、どちらをすすめたほうがよいか、説明します。

ありがとうございます。千夏さん！

あ、そういえば……。この前、冬美先輩とは……食事に行ったんですか？

ああ……　さすがにいきなりだったのでお断りしました。僕、こう見えて、けっこう人見知りなので。

そ、そうだったんですか(よかった～)。

でも千夏さんはとても親しみやすくて話しやすいから、いつもいろいろ質問してしまって申し訳ありません。
あっ、そうだ！　今までの御礼も兼ねて、今度二人で食事に行きま……

行きます!!!　嬉しいです!!!
よ、よろしくお願いしますっ!!!

あっはは……よかった。是非、ごちそうさせてください。

(う～～　がんばってきてよかったよぉ～)

参 考 文 献

1) 日本糖尿病学会 編著, 糖尿病診療ガイドライン2016, 南江堂, 2016.
2) Johnston BC, Kanters S, Bandayrel K, et al. Comparison of weight loss among named diet programs in overweight and obese adults : a meta-analysis. JAMA. 2014 ; 312 : 923-33.
3) Sun X, Briel M, Busse JW, et al. Credibility of claims of subgroup effects in randomised controlled trials : systematic review. BMJ. 2012 ; 344 : e1553.
4) Wheeler ML, Dunbar SA, Jaacks LM, et al. Macronutrients, Food Groups, and Eating Patterns in the Management of Diabetes. A systematic review of the literature. Diabetes Care. 2012 ; 35(2) : 434-45.
5) American Diabetes Association : Standards of Medical Care in Diabetesd 2018 http://care.diabetesjournals.org/content/diacare/suppl/2017/12/08/41. Supplement_1.DC1/DC_41_S1_Combined.pdf（閲覧日2018年8月26日）
6) Snorgaard O, Poulsen GM, Andersen HK, Astrup A. Systematic review and meta-analysis of dietary carbohydrate restriction in patients with type 2 diabetes. BMJ Open Diabetes Res Care. 2017 ; 5 : e000354.
7) van Wyk HJ, Davis RE, Davies JS. A critical review of low-carbohydrate diets in people with type 2 diabetes. Diabet Med. 2016 ; 33 : 148-157.
8) Meng Y, Bai H, Wang S, Li Z, Wang Q, Chen L. Efficacy of low carbohydrate diet for type 2 diabetes mellitus management : A systematic review and meta-analysis of randomized controlled trials. Diabetes Res Clin Pract. 2017 ; 131 : 124-131.
9) Tay J, Luscombe-Marsh ND, Thompson CH, et al. Comparison of low-and high-carbohydrate diets for type 2 diabetes management : a randomized trial. Am J Clin Nutr. 2015 ; 102 : 780-790.
10) MacLeod J, Franz MJ, Handu D, et al. Academy of Nutrition and Dietetics Nutrition practice guideline for type 1 and type 2 diabetes in adults : nutrition intervention evidence reviews and recommendations. J Acad Nutr Diet. 2017 ; 117 : 1637-1658.
11) Diabetes Canada Clinical Practice Guidelines Expert Committee : 2018 Clinical Practice Guidelines［Nutrition Therapy］
http://guidelines.diabetes.ca/docs/cpg/Ch11-Nutrition-Therapy.pdf（閲覧日2018年8月26日）
12) Barnard ND, Cohen J, Jenkins DJ, et al. A low-fat vegan diet improves glycemic control and cardiovascular risk factors in a randomized clinical trial in individuals with type 2 diabetes. Diabetes Care. 2006 ; 29 : 1777-83.
13) Kirk JK, Graves DE, Craven TE, et al. Restricted-carbohydrate diets in patients with type 2 diabetes : a meta-analysis. J Am Diet Assoc. 2008 ; 108 : 91-100.
14) Dyson P. Low carbohydrate diets and type 2 diabetes : What is the latest evidence? Diabetes Ther. 2015 ; 6 : 411-24.
15) Sainsbury E, Kizirian NV, Partridge SR, Gill T, Colagiuri S, Gibson AA. Effect of dietary carbohydrate restriction on glycemic control in adults with diabetes : A systematic review and meta-analysis. Diabetes Res Clin Pract. 2018 ; 139 : 239-252.
16) Huntriss R, Campbell M, Bedwell C. The interpretation and effect of a low-carbohydrate diet in the management of type 2 diabetes : a systematic review and meta-analysis of randomised controlled trials. Eur J Clin Nutr. 2018 ; 72 : 311-325.

17) Naude CE, Schoonees A, Senekal M, Young T, Garner P, Volmink J. *Low carbohydrate versus isoenergetic balanced diets for reducing weight and cardiovascular risk : a systematic review and meta-analysis. PLoS One.* 2014 ; 9 : e100652.
18) Ajala O, English P, Pinkney J. *Systematic review and meta-analysis of different dietary approaches to the management of type 2 diabetes. Am J Clin Nutr.* 2013 ; 97 : 505-16.
19) Miquel Porta編, 疫学辞典 第5版(日本疫学会)訳, 日本公衆衛生協会, 2010.
20) 厚生労働省：平成27年「国民健康・栄養調査」
21) Iris Shai, Dan Schwarzfuchs, Yaakov Henkin, et al. *Weight Loss with a Low-Carbohydrate, Mediterranean, or Low-Fat Diet. N Engl J Med.* 2008 ; 359 : 229-41.

Column

栄養情報、ほんとにあったコワイ話③
～ジコチューなEvidence based～

　4年ほど前、ある企業の方と仕事の打ち合わせをしていたときのことです。「X食（ある食事療法のこと）をご存知ですか？　私もつい最近、Z先生の講演を聞いて知ったのですが、あれはとてもいいです！　最新の栄養学を、佐々木さんはじめ、多くの栄養士さんに知ってもらいたいと思っています。ぜひ、X食を勉強してください」といわれました。私は「は、はい」と答えたものの、内心とてもびっくりしたのを今でも鮮明に覚えています。まがりなりにも管理栄養士の筆者に「最新の栄養学を勉強して」というのですから、普通は驚きますよね？　と同時に、"最新の栄養学"なんて、企業の方がいうわけがないし、もしかしたらZ先生がご自身でいっているのではないか？」と思いました。

　そして、時をおかずしてZ先生の講演を聴く機会に恵まれました。会場は満員で、Z先生の人気ぶりがうかがえます。さぁ、講演がはじまりました。にこやかな挨拶からはじまり、開始1分後、衝撃の発言が飛び出します。「今まで、みなさんが習ってきた健康によいとされる食事や栄養学は間違っています！　今や、世界では日本の栄養士の先生方がすすめるような食事を推奨していません。栄養士の先生方がすすめているのは科学的根拠、そうエビデンスがない食事なのです。一方、X食は次々とエビデンスが明らかにされてきており、世界ではX食がスタンダードになりつつあります。今日は、そんな最新の、しかも科学的に認められているX食の話をします」やはり、Z先生がご自身で、"最新の栄養学"と仰っていたようです。しかも、栄養士が推奨している食事にはエビデンスがなく、X食のみにエビデンスがあるととれる論調です。驚きましたが、ふとまわりを見渡してみると、聴衆のみなさんはなんだか満足気な顔をされているように感じ、少し怖くなりました。あえて"栄養士の先生"といって権威づけしておいて、それを科学的に否定するといっているので、聴衆から見ると正義のヒーローに見えてしまうのでしょうか!?

Column

　そして話はどんどん盛り上がります。「これは、X食と今まで日本でよいとされてきたバランス食を比較したメタアナリシスの結果です。統計的にもX食のほうが、△△も下がっていますし、▲▲も下がっています」「これはニューイングランドジャーナルという、医学界では非常に権威のある雑誌に載っている結果です。ここでも、X食の体重減少が明らかにされています」「今まで日本で推奨されている食事は、糖尿病になりやすいという結果もお見せします」と、矢継ぎ早に論文の結果を引用したグラフを出し、ときには海外のガイドラインや有名雑誌名も出しながら、X食のよさをアピール、また日本で推奨されてきた食事のネガティブアピールをくり返します。そして、話し方がうまいなぁ～と思ったのは、「あなたたちがやることは、コレだけです！」と、そこは、とても丁寧にゆっくりとわかりやすく話しをされるのです。聴衆としては、「今まで、たくさんの小難しいことを早口でいわれたけれど、それは科学的な証明をたくさん教えてもらったわけで、自分たちのやることは、たったひとつ、X食を実践することなんだ」と感じるのだと思います。

　ここで問題なのは、矢継ぎ早に披露していたエビデンスの数々です。筆者もこのX食のテーマを調べたことがあり、Z先生が紹介した論文結果は、ほとんど見たことがありました。「あそこで使ったあの論文は、対象者の偏りが多かったな」「あのグラフは、あるグループだけで解析したよい結果を出していたけれど、同じ論文の全グループで解析した結果を出していないな」といったことや、「あの論文の結論はそうじゃなかった。自分に都合のいいように解釈しているな」ということが多々ありました。そして、X食と一般的に推奨されている食事では、統計的に差がないと報告している論文も複数あるのですが、そういった論文は1回も紹介されませんでした。

　このように、自分の主張に合わせてジコチュー（自己中心的の略）にエビデンスを引用することや、対象者が限定された情報をあたかも一般向けの情報のように伝えることを、Evidence-biased medicine*（バイア

＊参考文献：Evans JG. *Evidence-based and evidence-biased medicine. Age Ageing.* 1995；24：461-3.

Column

スのあるエビデンスに基づいた医療)といいます。ちなみに、ある先生の話によると、「学会の基調講演もジコチューな引用が多いから気をつけたほうがよい」そうです。

　つまり、有名な先生や、教授と名の付く先生の講演を聴くときには、客観的に判断する視点を持ち合わせていないと、偏った情報に傾倒してしまう可能性があるということです。よって、筆者自身もそうですが、管理栄養士・栄養士という専門職として、しっかり情報を確認しないといけないと思います。

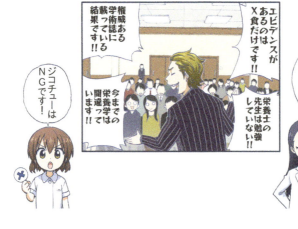

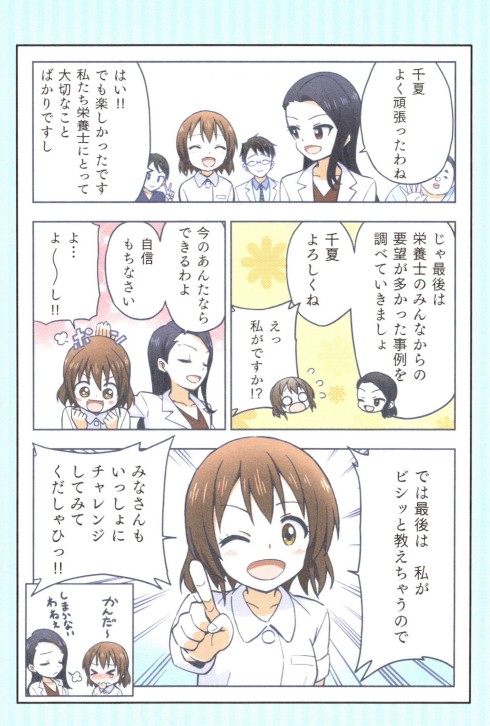

第7章

素朴な疑問に
エビデンスベースドで答えよう！

　最終章は、私たちの身近にある素朴な疑問をEBNの手法を使って解決していきます。事前に栄養士や栄養に関するコラムを書いているライターのみなさんに「仕事をしているなかで感じている疑問」についてヒアリングを行いました。そのなかからいくつかの疑問をとり上げて、みなさんと答えを見つけていきたいと思います。

　ただし、6章でも述べたとおり、本書では、"研究者以外の、実務を行っている人が短時間でエビデンスを探す"ことを目的としています。そのため、丁寧に探せば、もっと多くの論文がヒットする可能性が多分にあります。ですので、この章の事例のまとめは、"結論"ではなく、"このテーマの方向性"としました。私たちが簡単に調べる方法では完璧な結論は見出せませんが、おおまかな方向性は把握できるという意味です。同一テーマにおける複数のエビデンスを見ることで、「そのテーマのエビデンスのグレードはいかほどか」「日本人やアジア人を対象としたエビデンスがあるか」「調べたエビデンスでは、どのような結果だったか」と、おおまかに状況を把握するのに役立ちます。

疑問1
朝食を摂らないと太るの？　朝食を摂ったほうが痩せるの？

PICOの作成
　さっそくPICOを明確にしてみましょう。介入研究ではない場合は、「I」には曝露要因を入れておきましょう。

表7-1　疑問1（朝食摂取と体重の関係）のPICO

P＝対象者	成人
I＝介入内容または曝露要因	朝食を摂らない
C＝比較対照	朝食摂取
O＝結果	体重

既存のガイドライン等を確認

　肥満症診療ガイドライン2016[1]および糖尿病診療ガイドライン2016[2]を見てみましたが、朝食との関連については記載がありませんでした。ガイドラインにない場合、コクランレビュー（5章（p.150）参照）も調べておくと便利なので調べてみましたが、今回のPICOに合致するものはありませんでした。そこで、PubMedで論文を調べていこうと思います。

PubMed検索1回目

- **検索式**："Breakfast"［Mesh］AND "Eating"［Mesh］AND "Body Weight"［Mesh：NoExp］）OR（"Body Weight Changes"［Mesh］））

　「朝食」「摂取」「体重（Mesh用語でWeight以下の用語を除外）」「体重変化」のキーワードをすべてMesh用語で調べ、ANDやORでつなぎました。
- **検索結果**：9件
- **タイトルで選別**：3本をクリップボードに保存。

　タイトルを見て、対象者が小児のものは除外しました。

PubMed検索2回目

- **検索式**：（"Breakfast"［Mesh］AND（"meal skipping" OR "missing a meal" OR skip* OR without）AND（（"Obesity"［Mesh］）OR "Weight Gain"［Mesh］））

　「朝食の欠食」と「肥満」または「体重増加」で調べました。
- **検索結果**：45件 → 絞り込みで15件

　パッと見たところ、小児の文献が多そうなので、左側の絞り込み機能で対象を「成人（19歳以上）」に絞り、15件になりました。

- **タイトルで選別**：10本をクリップボードに保存。

アブストラクトで選別

1回目と2回目の検索で、クリップボードに13本の論文が保存されています。他の検索語句が思いつかなかったのですが、本数が少ないのが不安なので、アブストラクトを見る過程で類似論文（5章、図5-5参照）があれば、リストに追加していこうと思います。

類似論文で見つけたものを8本追加して、18本のアブストラクトを読みました。朝食以外にも介入を行っているもの、アウトカムが体重以外

表7-2　疑問1（朝食摂取と体重の関係）を検討するための論文候補

No.	筆頭著者	年	タイトル
1	Navia B	2017	Breakfast habits and differences regarding abdominal obesity in a cross-sectional study in Spanish adults : The ANIBES study[3].
2	Zhang L	2017	The Association between Breakfast Skipping and Body Weight, Nutrient Intake, and Metabolic Measures among Participants with Metabolic Syndrome[4].
3	Smith KJ	2017	Lifestyle behaviours associated with 5-year weight gain in a prospective cohort of Australian adults aged 26-36 years at baseline[5].
4	Brikou D	2016	Breakfast consumption and weight-loss maintenance : results from the MedWeight study[6].
5	O'Neil CE	2014	Nutrient intake, diet quality, and weight/adiposity parameters in breakfast patterns compared with no breakfast in adults : National Health and Nutrition Examination Survey 2001-2008[7].
6	Deshmukh-Taskar P	2013	The relationship of breakfast skipping and type of breakfast consumed with overweight/obesity, abdominal obesity, other cardiometabolic risk factors and the metabolic syndrome in young adults. The National Health and Nutrition Examination Survey (NHANES) : 1999-2006[8].
7	Dhurandhar EJ	2014	The effectiveness of breakfast recommendations on weight loss : a randomized controlled trial[9].
8	Leidy HJ	2013	Beneficial effects of a higher-protein breakfast on the appetitive, hormonal, and neural signals controlling energy intake regulation in overweight/obese, "breakfast-skipping," late-adolescent girls[10].
9	Schlundt DG	1992	The role of breakfast in the treatment of obesity: a randomized clinical trial[11].

（たとえば、遊離脂肪酸などの血液成分やホルモン、栄養バランス）のものを除外して、**表7-2**の9本の本文を読むことにしました。

本文を読む

表7-2に挙げた9本の論文の本文を読み、個々の論文の概要を**表7-3**にまとめました。論文No.1〜6が観察研究、No.7〜9が介入研究なので、それぞれ表を分けて記載しています。

まずは観察研究の結果から見ていきましょう。論文No.1、4、5、6の4つの横断研究とNo.3のコホート研究の結果を見ると、朝食を欠食している人のほうが、BMIが有意に高かったり、腹囲が有意に大きいことがわかります。また、朝食の中身まで解析しているNo.5、6の論文を見ると、シリアルやシリアルと何かを組み合わせて食べている人は、朝食欠食者に比べて有意にBMIや腹囲が低いようです。一方で、朝食は摂っていても、主食のみ、飲み物のみ、果物のみの場合は、朝食欠食者に比べてBMIや腹囲に統計的な差は見られなかったこともわかります。

No.2のコホート研究では、朝食を摂取している人と朝食を欠食している人の1年後の体重変化に統計的な差がなかったようです。ただし、この論文は、他の目的で行われた研究のサブ解析で、朝食あり117人、朝食なし21人と、人数の偏りが大きいので解釈が難しいところです。

今回は6つの観察研究のうち4つが横断研究であるため、朝食摂取または欠食と体重、BMI、腹囲との因果関係まではいえません（3章参照）。そこで、介入研究を見てみることにしましょう。

介入研究は3つありました。論文はNo.7、9は「すでに肥満もしくは太り気味の人が、朝食を摂取すると痩せるのか？」を検証した研究です。No.7はもともと朝食を摂取していた人と、もともと朝食を摂取していない人の2グループに分け、それぞれのグループで、朝食摂取、朝食なし、コントロール（今のまま）の3つの食事パターンをしてもらう介入研究です。結果は、もともと朝食を摂取していた人が朝食を抜いても、もともと朝食を摂取していなかった人が朝食をとっても、体重変化に差はありませんでした（P＝0.77）。No.9も、もともと朝食を摂取していた人に対して朝食を摂らない介入と（コントロールは朝食摂取）、もともと朝食を摂

表7-3 疑問1（朝食摂取と体重の関係）を検討するための論文のアブストラクトテーブル

書誌情報			研究方法					
論文No.	筆頭著者	年	研究デザイン	対象者特性				曝露因子	
				年齢	人数	BMI	その他特性	曝露因子	測定方法
横断研究									
1[3]	Navia B	2017	横断研究	18～64歳（平均39歳）	1,655	平均26.5	スペイン人	3グループに分類 ・朝食なし（0日/3日） ・ときどき（1～2日/3日） ・いつも（3日/3日）	3日間の食事記録
4[6]	Brikou D	2016	横断研究	平均32歳	354	減量前にBMI 25以上	過去1年間に減量を成功した人	自宅での朝食摂取	食事の質問票と24時間思い出し法
5[7]	O'Neil C E	2014	横断研究	19歳以上	18,988	朝食パターンごとの平均27.3～29.8	アメリカ人	朝食欠食と朝食パターン（12パターンに分類）	1回の24時間思い出し法
6[8]	Deshmukh-Taskar P	2013	横断研究	20～39歳	5,316	朝食パターンごとの平均26.6～28.0	アメリカ人	朝食欠食と朝食パターン（2パターンに分類）	1回の24時間思い出し法
コホート研究									
2[4]	Zhang L,	2017	コホート研究（1年間）	21～70歳	240	30～40	メタボリックシンドロームと診断された人	朝食あり・なし	3回の24時間思い出し法
3[5]	Smith KJ	2017	コホート研究（5年間）	26～36歳	1,155	BMI 25%以上は34.6%	オーストラリア人	朝食あり・なし	アンケート

書誌情報			研究方法				
論文No.	筆頭著者	年	研究デザイン	介入方法	対象者特性	人数	介入期間
7[9]	Dhurandhar EJ	2014	ランダム化比較試験	もともと朝食摂取していた人としていない人を分けて、それぞれのグループで、 ・朝食摂取 ・朝食なし ・コントロール の3群に分けた。	・BMI 25～40 ・20～65歳	283	16週
8[10]	Leidy HJ	2013	ランダム化比較試験	朝食（350 kcal）と昼食（500 kcal）は研究所で提供されるものを摂取。間食や夕食は自由に摂取してよい。 朝食のパターンは下記の3つ。 ・朝食なし ・普通たんぱく食、NP（たんぱく質13 g） ・高たんぱく質朝食、HP（たんぱく質35 g）	・BMI 25～40 ・平均19歳	20	6日
9[11]	Schlundt DG	1992	ランダム化比較試験	もともと朝食摂取していた人としていない人を分けて、それぞれのグループで、 ・朝食あり ・朝食なしの2群に分けた。	肥満女性	52	12週

研究方法		調整した交絡因子	結　果		
メインアウトカム	結果因子 / 測定方法				
腹部肥満	腹囲と身長を計測（腹囲・身長比0.5以上で、腹部肥満）	年齢、性別、喫煙、教育歴、活動量	・朝食"いつも"の腹部肥満オッズ比0.66（95％CI：0.46〜0.95、P＝0.02） ・"朝食なし"は、"いつも"に比べて1.5倍の腹部肥満		
体重（減量を維持できているか）	体重はバランススケール	年齢、エネルギー摂取量、地中海食のアドヒアランス	減量した体重を維持している人のうち74％が自宅で朝食を摂っていた。リバウンドした人では、60％が自宅で朝食を摂っていた。減量を維持できている人のほうが有意に高い（P＝0.013）。		
BMI、腹囲	NHANES（米国国民健康栄養調査）のプロトコルに従って測定	年齢、性別、人種、年収、喫煙、活動量、アルコール摂取	BMIと腹囲の結果 ・朝食欠食者：28.9、98.4 cm 【欠食者に対して有意にBMI・腹囲が低い】 ・穀類＋100％フルーツジュース：28.1、96.6 cm ・シリアル＋低脂肪乳：27.7、95.9 cm ・シリアル＋低脂肪乳＋果物：27.8、95.8 cm ・調理されたシリアル：27.2、94.4 cm 【欠食者と統計的な差が見られなかった朝食パターン】 ・主食のみ・主食と肉や卵のみ ・コーヒーとスイーツ ・飲み物のみ ・果物のみ		
BMI、腹囲	NHANES（米国国民健康栄養調査）のプロトコルに従って測定	エネルギー摂取、年齢、性別、人種、年収、喫煙、活動量、アルコール摂取、婚姻状況	BMIと腹囲 ・朝食欠食：28.0、94.1 cm ・シリアル：26.6、90.7 cm ・シリアル以外：27.4、92.7 cm（BMI、腹囲ともにP＜0.001）		
体重	NHANES（米国国民健康栄養調査）のプロトコルに従って測定	性別、年齢、食事内容で分けたグループ、身体活動量、エネルギー摂取量、人種、教育歴	朝食ありで－2.97 kg、朝食なしで－2.57 kg（P＝0.68）。ただし、朝食あり117人、朝食なし21人と偏りが大きい		
体重	持ち運び可能な電子体重計	性別、ベースライン時の体重、年齢、教育歴、喫煙状況、調査日	朝食なしでは、朝食ありに比べて、5年間で1.8 kg体重増加（95％CI：0.7〜2.9 kg）		

研究方法			結　果	
メインアウトカム	介入群	コントロール群	介入群vsコントロール群	
体重減少	・もともと朝食摂取している人が、朝食摂取なし→－0.71 kg ・もともと朝食摂取していない人が、朝食摂取→－0.76 kg	・もともと朝食摂取している人が、朝食摂取→－0.59 kg ・もともと朝食摂取していない人が、朝食摂取→－0.61 kg	すべてのグループ間で、有意差なし（P＝0.77）	
・飢餓感（アンケート） ・脳の食物に対する反応 ・摂取エネルギー			A：飢餓感「朝食なし」で、午前中に高い。 B：脳の夕食前の食べ物に対する扁桃体、海馬、前頭葉領域の反応が、「朝食なし」で、「NP」、「HP」より有意に高い（P＜0.01）。 C：摂取エネルギー夕食は有意差なし。夕食後の間食は、「HP」に比べて、「朝食なし」と「NP」は約150 kcal多い（P＜0.05）。	
体重減少	・もともと朝食摂取している人が、朝食摂取なし→－8.9 kg ・もともと朝食摂取していない人が、朝食摂取→－7.7 kg	・もともと朝食摂取している人が、朝食摂取→－6.2 kg ・もともと朝食摂取していない人が、朝食摂取→－6.0 kg	効果の差はP＜0.06	

取していない人に朝食を摂る介入と(コントロールは朝食を摂らないこと)を行った介入研究です。この研究でも、介入群とコントロール群に統計的な差はありませんでした($P<0.06$)。No.8は、介入期間が6日間と短いため、今回設定したPICOのアウトカムである「体重」を直接見られる研究ではないのですが、体重に影響を与えそうな、脳の食物への反応や、朝食の有無での1日の摂取エネルギーのちがいを見ていたので、読むことにしました。介入方法は、朝食なし、たんぱく質が普通量(13 g)の朝食摂取、高たんぱく質食の朝食摂取(35 g)の3パターンに分けられました。昼食はあらかじめ栄養計算されたものが、研究所から全員に提供されました。間食と夕食は自由に摂ってよいというデザインでした。結果は、朝食なしの場合には、夕食前に脳の食べ物に対する反応が有意に上がる($P<0.01$)、夕食後の間食(夜食)では、朝食なしと普通たんぱく質の朝食パターンは、高たんぱく質朝食パターンよりも150 kcal多く摂った($P<0.05$)ようです。

結果から疑問に対する回答を考える

　それでは、疑問1の「朝食を摂らないと太るの？　朝食を摂ったほうが痩せるの？」に対する回答を考えていきます。

　筆者は今回読んだ論文からは、「朝食を摂らないと太る、朝食を摂ったほうが痩せる」とは言いがたい、と考えました。観察研究の結果では、朝食を摂っているほうが体重コントロールに有利に見えたのですが、介入研究は「朝食摂取は体重減少の効果がある」といいきれるほどの結果ではなかったのが理由です。では、なぜこのような現象が起きたのでしょうか？観察研究では、朝食摂取の有無以外に影響を与えそうな項目を調整してはいるものの、すべての影響をとり除いているとは限りません。朝食を摂っている人は、朝食を欠食している人に比べて、もともと健康意識が高かったのかもしれませんし[12]、体重管理がうまかったのかもしれません。

　患者さんなどにこのように話をすると、きっと「じゃあ、朝食を摂らなくてもいいの？」と聞かれることもあるかと思います。この質問に対しては、今回調べた論文からは何ともいえません。今回は、あくまでも、体重への影響を見ただけですので、朝食の他のアウトカムへの影響は、また別

のPICOを設けて調べる必要があります。ちなみに、朝食の有無と糖尿病発症との関係を研究した論文[13]や、朝食を欠食した場合に果物や全粒穀類の摂取が減る[14,15]ことなども報告されているので、総合的にエビデンスを抑えるにはこうした論文を読むのも必須といえるでしょう。

対象者への伝え方

保健指導で、対象者の方から「俺、普段は朝ご飯食べないんだけど、食べたほうが痩せるのかな？」と聞かれた場合を想定しました。
筆者であれば、「朝食を摂っても摂らなくても、体重コントロールには大きな影響はなさそうです」と回答します。そして、「ただし、朝食を摂らない人よりも摂っている人のほうが肥満の確率は低いので、摂らないことをすすめているわけではありません。朝食を摂ることで、健康に対する意識が変わったり、1日の時間の使い方が変わったり、体重以外のよい面も多いと思います。ライフスタイルとして無理がないのであれば、朝食を摂ったほうがよいです」と付け加えます。

このテーマの方向性

体重コントロールには、朝食の有無は大きな影響はなさそう。
対象者の生活習慣を総合的に考えて、朝食をすすめるかどうか考える。

疑問2
糖尿病患者が果物を摂取することはよい（糖尿病が改善する）のか？よくない（糖尿病が悪化する）のか？

次の疑問は、栄養指導を行っている管理栄養士から挙げてもらった疑問です。「糖質制限のブームの影響で、糖質の多いイメージのある果物を敬遠する患者さんがいます。また、当院ではないのですが、医師や看護師のなかにも、果物を摂取しないように忠告している人もいます。糖尿病患者さんには、糖質が多く含まれるから果物をあまりすすめてはいけないのか、それとも果物には食物繊維やカリウム、低エネルギー食材などの他のメ

リットがあるからすすめたほうがよいのか、悩んでいます」ということなので、調べることにしました。

PICOの作成

では、疑問2についてPICOを明確にしてみましょう。介入研究ではない場合は、「I」には曝露要因を入れておきましょう。

表7-4　疑問2（糖尿病患者における果物摂取の影響）のPICO

P＝対象者	2型糖尿病患者
I＝介入内容または曝露要因	果物摂取あり（または多め）
C＝比較対照	果物摂取なし（または少なめ）
O＝結果	HbA1c、糖尿病合併症

既存のガイドライン等を確認

糖尿病患者に関することなので、糖尿病の診療ガイドラインを見てみます。

日本の糖尿病診療ガイドライン2016[2)]では、

> 糖尿病では果物の摂取をすすめてよいが、その量は病態による個別化が必要である。

とあります。

アメリカの糖尿病学会のガイドライン[16)]は、

> Carbohydrate intake from vegetables, fruits, legumes, whole grains, and dairy products, with an emphasis on foods higher in fiber and lower in glycemic load,
> （食物繊維が多くグリセミック負荷が低い食品である野菜、果物、豆類、全粒粉および乳製品からの炭水化物摂取は、他の供給源、特に添加糖を含むものよりも好ましい。）

カナダの糖尿病ガイドラインは[17)]、

> Include low-glycemic-index foods, such as legumes, whole grains, and fruit and vegetables. These foods can help control blood glucose and cholesterol levels.

（低GIである豆類、全粒粉、果物、野菜は、血糖値とコレステロール値をコントロールするのに役立つ。）
と推奨していて、少なくても、果物を否定はしていません。

　急いでいるときはここまでで調べることを終わらせる場合もありますが、今回はPubMedも調べたいと思います。

PubMed検索1回目
- **検索方法**：先ほどの各国の糖尿病診療ガイドラインで引用されている文献をPubMedで調べて、類似論文（5章参照）を検索しました。
- **類似論文の結果**：115件
- **タイトルで選別**：2本をクリップボードに保存。

　ガイドラインに載っていた文献は、糖尿病の発症予防に着目したものや1型糖尿病患者を対象とした論文が多かったので仕方がないのですが、類似論文でも健常者や1型糖尿病を対象とした論文が多かったです。今回は対象者を2型糖尿病患者に絞っているので、それらの論文は含めませんでした。

PudMed検索2回目
- **検索式**："Diabetes Mellitus" [Mesh] AND "Fruit" [Mesh : NoExp] AND "Glycated Hemoglobin A" [Mesh]

　「糖尿病」「果物」「ヘモグロビンA1c」をすべてMesh用語で調べ、ANDでつなぎました。果物は、それより下位の用語に種子やナッツが含まれていたので、果物だけで検索するように設定（NoExp）しました。
- **検索結果**：47件
- **タイトルで選別**：9本をクリップボードに保存。

PudMed検索3回目
- **検索式**："Diabetes Mellitus" [Mesh] AND "Diabetes Complications" [Mesh]）AND "Fruit" [Mesh]

　2回目の検索では、アウトカムを糖尿病合併症にし、「糖尿病」「糖尿病合併症」「果物」の語句をANDでつなげて検索しました。

- **検索結果**：97件 → 45件（動物実験が多かったので人に限定）
- **タイトルで選別**：3本をクリップボードに保存。

アブストラクトで選別

3回の検索の結果、14本の論文が保存されています。アブストラクトを読んで、発症予防、野菜と果物の総量、果物以外の介入を行っているもの、イランの伝統的なフルーツの研究の9本を除外しました。**表7-5**の残り5本の本文を読んでみることにします。

表7-5 疑問2（糖尿病患者における果物摂取の影響）を検討するための論文候補

No.	筆頭著者	年	タイトル
1	Du H	2017	Fresh fruit consumption in relation to incident diabetes and diabetic vascular complications : A 7-y prospective study of 0.5 million Chinese adults.[18]
2	Tanaka S	2013	Fruit intake and incident diabetic retinopathy with type 2 diabetes.[19]
3	Zhu Y	2011	Fruit consumption is associated with lower carotid intima-media thickness and C-reactive protein levels in patients with type 2 diabetes mellitus.[20]
4	Hegde SV	2013	Effect of daily supplementation of fruits on oxidative stress indices and glycaemic status in type 2 diabetes mellitus.[21]
5	Christensen AS	2013	Effect of fruit restriction on glycemic control in patients with type 2 diabetes — a randomized trial.[22]

本文を読む

3本の観察研究（コホート研究2本、横断研究1本）、2本の介入研究を読み、概要を**表7-6**にまとめました。

まずは論文No.1〜3の観察研究の結果を見ていきましょう。No.1は、糖尿病の人を果物の摂取量で5群（毎日、週4〜6日、週1〜3日、月に1回、ほぼ食べない）に分類し、7年後の状態を観察したコホート研究です。ほぼ食べない群と比較して、毎日食べていた群では、全死因（原因を問わない死因）、心疾患、糖尿病関連死、大血管合併症、細小血管合併症、腎症、網膜症、神経障害のハザード比が有意に低い結果でした（P≦0.05）。No.2はアウトカムが糖尿病の網膜症には限定されているものの、こちら

も果物の摂取量が多いほど、網膜症の発症は低く抑えられました（傾向P＜0.01）。No.3は横断研究の論文で、果物の摂取量と、動脈硬化の指標である頸動脈内膜厚を測定したものです。果物の摂取量が少ない群は頸動脈内膜が有意に厚い（P＝0.04）、つまり動脈硬化が進行している人が多いことがわかりました。

　次に介入研究を見ていきましょう。論文No.4は、2型糖尿病患者に1日2回の果物摂取を指示した群（介入群）と、通常の糖尿病食事療法を指導した群（コントロール群）の3か月後の状態を比較したものです。結果は、コントロール群に比較して介入群のほうが、空腹時血糖値、食後血糖値、HbA1cともに有意に減少していました（それぞれP＜0.001）。No.5は、2型糖尿病患者に通常の糖尿病食事療法をしたうえで、果物を1日2単位以上摂る群と、1日2単位未満にする群にランダムに割付け、3か月後の状態を比較した研究です。結果はどちらも変わりませんでした。ただし、この研究の対象者のもともとの果物摂取量は約190g/日と、日本人の平均果物摂取量100g/日[23]をはるかに上回っているため、日本人の糖尿病患者に当てはめて考えるのは難しい印象を受けました。

結果から疑問に対する回答を考える

　これらの論文の結果を踏まえて、疑問2「糖尿病患者が果物を摂取することはよい（糖尿病が改善する）のか？よくない（糖尿病が悪化する）のか？」に対する回答を考えていきましょう。

　まず、頭に置いておきたいのは、今回調べたなかにはメタアナリシスやシステマティックレビューはなかった点です。つまり、このテーマは、そこまでエビデンスが蓄積されているものではないことがわかります。そのうえで個々の研究の結果を解釈していく必要があります。

　介入研究の結果から、少なくとも果物摂取を制限する必要はなさそうです。コホート研究の結果からも、果物の摂取によって、糖尿病の合併症を招くどころか、合併症のリスクを下げる可能性があるので、1日1単位（80g程度）の果物を毎日摂取することは推奨してもよいかと思います。

　ただし、腎機能が低下している患者さんにはカリウムの管理が必要[24]なので、「腎機能に問題がない人であれば」の条件つきです。腎臓病以外にも、

表7-6 疑問2（糖尿病患者における果物摂取の影響）を検討するための論文の
アブストラクトテーブル

書誌情報			研究方法							
論文No.	筆頭著者	年	研究デザイン	対象者特性				曝露因子		アウトカム
				年齢	人数	人種	疾病・既往歴	曝露因子	測定方法	
1[18]	Du H	2017	コホート研究（7年間）	30〜79歳	30,300	中国	糖尿病	新鮮な果物摂取。頻度は毎日、週4〜6日、週1〜3日、月に1回、ほぼなしで、5群に分けられた。	質問票	糖尿病合併症
2[19]	Tanaka S	2013	コホート研究（8年間）	40〜70歳	978	日本	2型DM（HbA1c ≥6.5%）	果物摂取量を4群（54 g/日未満、54〜114 g、114〜173 g、173 g以上）に分けた。	摂取頻度調査票と24時間食事記録	糖尿病網膜症
3[20]	Zhu Y	2011	横断研究	45〜69歳	407		2型糖尿病（糖尿病歴3〜10年）	3群に分けた • 80±24 g/日 • 91±26 g/日 • 101±28.5 g/日	3日間の24時間思い出し法で調査	• 頸動脈内膜の厚さ（CIMT、早期の動脈硬化の指標として使われる） • C反応性たんぱく質（CRP、動脈硬化で炎症が起きる）

書誌情報			研究方法					
論文No.	筆頭著者	年	研究デザイン	介入方法	対象者特性	人数	介入期間	メインアウトカム
4[21]	Hegde SV	2013	介入研究	• 介入群：2回/日の低カロリー果物の摂取 • コントロール群：通常のケア	• 2型糖尿病 • 40〜75歳 • 急性大血管疾患、がん、肺結核の既往歴のある人は除外	123	3か月	血糖値
5[22]	Christensen AS	2013	RCT	通常の糖尿病の栄養ケアに追加して、 1) 2単位/日以上の果物摂取（HF） 2) 2単位/日未満の果物摂取（LF）	• 新規に2型糖尿病と診断された人 • BMI32. • 重度の心臓病、腎臓病、内分泌疾患は除外	63	3か月	HbA1c

研究方法		結果・考察		メモ
結果因子 測定方法	調整した交絡因子	結果		
医療スタッフによる診断	教育歴、収入、アルコール摂取、喫煙、活動量、調査時期、BMI、糖尿病家族歴、ベースライン時の糖尿病・心疾患の状況、糖尿病治療、乳製品、肉、野菜摂取	● 3,389人（11.2%）死亡。うち、1,459人（43%）が心疾患、512人（15%）が腎症等を除く糖尿病関連死、790人（23%）ががんなどその他の死因。 ● 週3回以上摂取と週1回未満との比較（ハザード比、95%CI） ・全死因 0.86（0.80-0.94） ・心疾患 0.81（0.72-0.92） ・糖尿病関連死 0.64（0.48-0.86） ・その他死因は有意差なし ● ほぼなしと毎日の比較（ハザード比）（95%CIおよび5群の傾向P値） ・全死因 0.79（0.72-0.87、P=0.002） ・心疾患 0.81（0.70-0.93、P=0.006） ・糖尿病関連死 0.57（0.40-0.81、P=0.008） ・大血管合併症 0.86（0.82-0.90、P＜0.001） ・全細小血管合併症 0.72（0.63-0.83、P＜0.001） ・腎症 0.69（0.53-0.88、P=0.02） ・網膜症 0.76（0.60-0.96、P=0.01） ・神経障害 0.71（0.57-0.88、P=0.05）		
	年齢、性別、BMI、HbA1c、糖尿病歴、糖尿病治療薬、収縮期血圧、LDLコレステロール、HDLコレステロール、中性脂肪、喫煙状況、アルコール摂取、活動量、エネルギー、炭水化物、飽和脂肪酸、n6およびn3系多価不飽和脂肪酸、コレステロール、ナトリウム摂取量	糖尿病性網膜症の調整済み多変量解析は、摂取量が少ないグループを基準に、0.66（95%CI=0.46-0.92）、0.59（0.41-0.85）、0.48（0.32-0.71）（傾向P＜0.01）		ベースライン調査で、果物摂取量の多いグループは、活動量、摂取エネルギー、野菜、海藻、ビタミンC・A、カロテン、食物繊維、カリウム、食塩摂取が有意に多い。
・CIMTは超音波検査 ・CRPは血液検査	年齢、BMI、2型糖尿病歴、高血圧、エネルギー、肉、魚、穀類、野菜摂取量、CIMTではさらに、C反応たんぱく質、血圧を調整	・CIMTは摂取量が少ない群から、1.15±0.02、1.08±0.01、1.05±0.01mmと摂取量が少ない群が有意に厚い（P=0.04）。 ・血清CRPは摂取量が少ない群から、3.06±0.11、2.33±0.11、2.10±0.11mg/Lと、摂取量が少ない群が有意に高い（P＜0.001）。 （数値は平均±SE）		果物摂取量の多い群では、食物繊維、ビタミンCが有意に多い。

結果			メモ
介入群	コントロール群	介入群vsコントロール群	
・空腹時血糖値 7.9→7.2 mmol/L ・食後血糖値 11.6→10 mmol/L ・HbA1c 8.0→7.7%	・空腹時血糖値 8.6→9.0 mmol/L ・食後血糖値 12.3→12.6 mmol/L ・HbA1c 8.0→8.5%	介入vsコントロール群の変化量 ・空腹時血糖値 -0.7 vs 0.4（P＜0.001） ・食後血糖値 -1.6 vs 0.3（P＜0.001） ・HbA1c -0.3 vs 0.5（P＜0.001）	ドロップアウトを少なくするために、ランダム割付は行われていない。
・果物摂取量 194g→319g ・体重 92.4kg→89.9kg ・腹囲 103cm→99cm	・果物摂取量 186g→135g ・体重 91.2kg→89.6kg ・腹囲 107cm→103cm	HF vs LFの変化差（95%CI） ・HbA1c 0.06（-0.38〜0.49）、P=0.8 ・体重 -0.9（-2.2〜0.4）kg、P=0.18 ・腹囲 -1.2（-3.0〜-0.5）cm、P=0.17	・もとの果物摂取量が約190g/日と日本人の平均（約100g）よりも多い。 ・体重と腹囲も両群で減少したが、両者にちがいはない。 ・HbA1cのちがいでは、経口薬を調整済み。

介入研究で除外対象となっている疾患の患者さんにも注意してください。

対象者への伝え方

糖尿病の食事指導で、患者さんから「この前読んだ本に、糖尿病の場合は、糖質を摂りすぎてはいけないので、果物も食べないほうがよいと書いてありました。だから食べないようにしています」といわれた場合を想定してみましょう。

筆者であれば、「果物は食べてはダメというわけではありませんよ。片手の手の平に乗るくらいの量の果物は食べても平気です。むしろ、そのくらいの量だったら、食べないよりも食べたほうがよいくらいです。ただ、果物のなかでも糖質量が多い、バナナや柿、ぶどうが毎日続かないように気をつけてくださいね」と伝えます。

このテーマの方向性

糖質制限の観点から、果物を制限することは3か国のガイドラインを見ても書いていない。（腎機能が正常であれば）糖尿病患者の果物摂取により、合併症のリスクは下がる可能性があるので、腎機能をモニタリングしつつ、果物摂取を推奨する。

疑問3

しょうがを食べると体が温まる（体温が上がる）のか？

3つ目の疑問は、インターネット上の情報でもときどき見かける身近な話題に焦点を当ててみました。

PICOの作成

まずはPICOを明確にしましょう。今回は比較対照はないので、空欄にしておきます。インターネット上ではよく「体が温まる」と表現されているのですが、"温まる"を客観的に直接測定する方法は、体温がいちばん近いと考え、アウトカムを体温としました。

表7-7　疑問3（しょうがと体温）のPICO

P＝対象者	ヒト
I＝介入内容または曝露要因	しょうが摂取
C＝比較対照	
O＝結果	体温

国立健康・栄養研究所のWebサイトで検索

　今回のように特定の食材を調べるときには、国立健康・栄養研究所Webサイト内にある「健康食品の有効性・安全性情報」[25]のWebページを使います。しょうがのページ自体はあったのですが、胃腸への影響や乗り物酔いに対する記述が多く、残念ながら体温への影響は記載がありませんでした。体温に関する記述あれば、その文献をPubMedで引いて、類似論文を探そうと思っていましたが、この方法は断念します。

PubMed検索1回目

- **検索式**：ginger

　しょうがについて調べるのが初めてだったので、まずしょうがの論文がどのくらいあるのか知りたくて、「しょうが」のみで検索してみました。

- **検索結果**：3,046件 → ヒトに絞って1,175件

　想像していたよりもたくさんの論文があることがわかりました。絞り込み機能でヒトに絞り込んでも1,000件を超す論文があったので、タイトルを読むのを諦めて、次の検索式をつくることにしました。

PubMed検索2回目

- **検索方法**："Ginger"［Mesh］AND "Body Temperature"［Mesh］

　次は、「しょうが」と「体温」をMesh用語で検索し、ANDでつないで検索しました。

- **検索結果**：7件
- **タイトルで選別**：4本をクリップボードに保存。

PubMed検索3回目
● **検索方法**："Ginger"[Mesh] AND "Body Temperature Changes"[Mesh]

「しょうが」と「体温変化」をMesh用語で検索し、ANDでつないで検索しました。

● **検索結果**：2件

この検索式では、2回目の検索で引っかかったものと同じ論文しかなかったので、今回の検索ではクリップボードに保存する論文はゼロ。

アブストラクトで選別

今4本の論文がクリップボードに保存されています。アブストラクトを読んで、ラットを対象にしたしょうが抽出物の研究を除外して、**表7-8**の残り3本の本文を読んでみることにします。

表7-8　疑問3（しょうがと体温）を検討するための論文候補

No.	筆頭著者	年	タイトル
1	Miyamoto M	2015	Oral intake of encapsulated dried ginger root powder hardly affects human thermoregulatory function, but appears to facilitate fat utilization[26].
2	Gregersen NT	2013	Acute effects of mustard, horseradish, black pepper and ginger on energy expenditure, appetite, ad libitum energy intake and energy balance in human subjects[27].
3	Mansour MS	2012	Ginger consumption enhances the thermic effect of food and promotes feelings of satiety without affecting metabolic and hormonal parameters in overweight men : a pilot study[28].

本文を読む

アブストラクトを読んで残った論文は、すべて介入研究でした。それらの研究の概要を**表7-9**にまとめました。論文No.1～3の「メインアウトカム」の欄を見ていただくとわかるとおり、アウトカムは皮膚温度、直腸温度、皮膚血流量、食事誘発性熱産生、安静時のエネルギー消費量とさまざまです。ただ、これらが上昇することにより"体が温まる"状態に近づくのかと考えたので、引き続き検討をすることにしました。

表7-9 疑問3(しょうがと体温)を検討するための論文のアブストラクトテーブル

	書誌情報			研究方法						
論文No.	筆頭著者	年	研究デザイン	介入方法	対象者特性	人数	介入期間	メインアウトカム	介入群vsコントロール群	メモ
1[26)]	Miyamoto M	2015	介入研究	介入群:250 mgのしょうがパウダーのカプセルを1日4回、コントロール群:250 mgのスターチのカプセルを1日4回	健康な男性	23	1週間	・皮膚温度 ・直腸温度 ・皮膚血流量	・カプセル摂取後、30分、60分、90分、120分に測定。 ・皮膚温度、直腸温度、皮膚血流量ともに介入群とコントロール群の有意差なし。	・調査の3日前から、しょうが、カフェイン、アルコール、とうがらしの摂取は禁止された。 ・期間中の食事は研究所で提供。 ・ランダム割付されているかは明記されていない。
2[27)]	Gregersen NT	2013	5パターンのクロスオーバー試験(研究者を盲検化した二重盲検)	食後20分以内に、エネルギー、三大栄養素等が同等のスパイス入り食品(5パターン)を食べる。 ・しょうが(細切り20 g) ・ホースラディッシュ(みじん切り8.3 g) ・マスタード(21 g) ・黒コショウ(1.3 g) ・プラセボ	19～37歳の健康な男性	22	各1回	食事誘発性熱産生(呼気ガスによる間接熱量測定法)	・食事誘発性熱産生のみ、マスタードが他の3種類のスパイスに比べて有意に高かった。(P=0.02)	・調査前日はアルコール、香辛料、カフェイン、チョコレートは禁止された。 ・調査前2日間は強度の高い運動は禁止された。 ・食事はすべて研究所で提供。 ・マスタードでは有意差があったものの、その効果は小さいく結論に記載。
3[28)]	Mansour MS	2012	ランダム化クロスオーバー試験	介入群:2 gのしょうがパウダーが溶けたホットドリンク、コントロール群:お湯	19～50歳、平均BMI 27.2の男性	10	1回	安静時エネルギー消費量、呼吸商(間接熱量測定法)	・安静時エネルギー消費、呼吸商ともに有意差なし。(P=0.43, P=0.41)	

結果は、3つの論文それぞれで検討していたメインアウトカムで、有意差は見られませんでした。

結果から疑問に対する回答を考える

これらの論文の結果を踏まえて、疑問3「しょうがを食べると体が温まる（体温が上がる）のか？」に対する回答を考えていきましょう。

今回は悩むこともないので、すぐに回答が出せます。筆者は「しょうがを食べると体が温まるというエビデンスは乏しいため、現時点ではそれはいえない」と回答します。それから、しょうがと体温との関連をみた論文が少なかったことも、覚えておきたいところです。あまり研究がないにもかかわらず、日本では冬になると必ず「体を温めるならしょうが」といったコラムを目にします。もしかしたら、研究よりも昔からの言い伝えが先行しているテーマかもしれません。

対象者への伝え方

保健指導などで、対象者の方に「最近寒いので、体を温めるにはしょうががよいですか？」と聞かれたと想定してみます。

筆者であれば、「しょうがで体温を上げるというのは、世間でいわれているほど研究では目立った効果は出ていません。でも、食べてはいけないというわけではありません。私は、野菜をたっぷり煮込んだコンソメスープにしょうがを入れたりします。味がガラッと変わっておいしいですよ」と伝えます。

このテーマの方向性

体が温まると結論づけたエビデンスが複数個出るまでは、「しょうがを食べると体が温まる」と、いったり書いたりしないほうがよさそう。

疑問4

緑茶や紅茶を飲んでいる人にコーヒーをすすめるべきか？

　4つ目の疑問は、栄養士仲間から事前にいただいた質問です。その栄養士は、最近、コーヒーの健康効果を見聞きすることが増えたそうです。また、仕事場での飲み物が、コーヒー派とお茶派に分かれているようで、緑茶や紅茶を飲んでいる人にはコーヒーをすすめるべきか、知りたいとのことでした。

PICOの作成

　まずはPICOを明確にしましょう。アウトカムは、特定されておらず、広く"健康効果"といわれていたので、空欄にして、検索してみることにします。

表7-10　疑問4（コーヒーや茶などの健康効果）のPICO

P＝対象者	ヒト
I＝介入内容または曝露要因	コーヒー摂取
C＝比較対照	緑茶、紅茶
O＝結果	

PubMed検索1回目

- **検索式**："Coffee"[Mesh]) AND "Tea"[Mesh] AND "Meta-Analysis"[Publication Type]

　1回目は「コーヒー」「茶」「メタアナリシス」をANDでつないで検索します。"Tea"のメッシュ用語には、Green Tea（緑茶）やBlack Tea（紅茶）も含まれていたので"Tea"のみで検索します。また、最初からメタアナリシスを検索語句に含めたのは、飲み物の研究は多そうなので、メタアナリシスとして結果が統合されているものがあるのではないか、と予想したためです。

- **検索結果**：25件
- **タイトルで選別**：20件をクリップボードに保存。

思った以上にたくさんありました。アウトカムは、がん、2型糖尿病、うつなど、さまざまありました。

PubMed検索2回目
● **検索式**："Coffee"［Mesh］AND "Tea"［Mesh］AND "Randomized Controlled Trial"［Publication Type］
「コーヒー」「茶」「ランダム化比較試験」をANDでつなぎ検索しました。1回目の検索でたくさんのメタアナリシスがあったのですが、そのほとんどは観察研究（症例対照研究やコホート研究、横断研究）のメタアナリシスでした。でも、これだけ観察研究のメタアナリシスがあれば、介入試験もあるのではないかと予想し、ランダム化比較試験で検索してみました。
● **検索結果**：37件
● **タイトルで選別**：クリップボードに4件追加。
コーヒーやお茶の抽出物（コーヒーやお茶そのものではなく、カフェイン、クロロゲン酸、カテキンなど）だったり、けっこう見当はずれなものも多かったので、クリップボードに保存する論文はあまり増えませんでした。

アブストラクトを読む
2回の検索で24本がアブストラクトを読む対象になりました。今回はメタアナリシスかRCTでないものを除外して、19本の論文を読むことにしました。

本文を読む
19本のうち、4本がメタアナリシスやRCTではなく除外しました。残り15本のうち、12本が観察研究のメタアナリシス、3本がRCTでした。
RCTは、抽出物の研究だったものと、残念ながら大学の図書館では本文をダウンロードできなかったものを除き、1本が残りました。結果、**表7-11**に示した13本の論文で疑問に対する検証をしていきます。
本文を読んで内容をまとめたものが**表7-12**です。観察研究のメタアナリシスでは、アウトカムが潰瘍性大腸炎、皮膚がん（メラノーマ以外）、うつ病、メタボリックシンドローム、小児の白血病、認知症、喉頭がん、

リウマチ、パーキンソン病、股関節骨折、上皮性卵巣がん、2型糖尿病とさまざまありました。それぞれ、ほぼ飲まない人に比べて、コーヒーまたはお茶をよく飲む人の発症リスクを比較しています。コーヒー、茶の両方で発症リスクが低かったものが、潰瘍性大腸炎（非喫煙者に限る、研究

表7-11　疑問4（コーヒーやお茶の健康効果）を検討するために用いた論文

No.	筆頭著者	年	タイトル
1	Nie JY	2017	Beverage consumption and risk of ulcerative colitis : Systematic review and meta-analysis of epidemiological studies[29].
2	Caini S	2017	Coffee, tea and caffeine intake and the risk of non-melanoma skin cancer : a review of the literature and meta-analysis[30].
3	Grosso G	2016	Coffee, tea, caffeine and risk of depression : A systematic review and dose-response meta-analysis of observational studies[31].
4	Marventano S	2016	Coffee and tea consumption in relation with non-alcoholic fatty liver and metabolic syndrome : A systematic review and meta-analysis of observational studies[32].
5	Thomopoulos TP	2015	Maternal and childhood consumption of coffee, tea and cola beverages in association with childhood leukemia : a meta-analysis[33].
6	Kim YS	2015	Caffeine intake from coffee or tea and cognitive disorders : a meta-analysis of observational studies[34].
7	Chen J	2014	Tea and coffee consumption and risk of laryngeal cancer : a systematic review meta-analysis.
8	Lee YH	2014	Coffee or tea consumption and the risk of rheumatoid arthritis : a meta-analysis[35].
9	Qi H	2014	Dose-response meta-analysis on coffee, tea and caffeine consumption with risk of Parkinson's disease[36].
10	Sheng J	2014	Coffee, tea, and the risk of hip fracture : a meta-analysis[37].
11	Braem MG	2012	Coffee and tea consumption and the risk of ovarian cancer : a prospective cohort study and updated meta-analysis[38].
12	Huxley R	2009	Coffee, decaffeinated coffee, and tea consumption in relation to incident type 2 diabetes mellitus : a systematic review with meta-analysis[39].
13	McMullen MK	2011	Habitual coffee and tea drinkers experienced increases in blood pressure after consuming low to moderate doses of caffeine ; these increases were larger upright than in the supine posture[40].

表7-12 疑問4(コーヒーやお茶などの健康効果)を検討するための論文のアブストラクトテーブル

	書誌情報			研究方法		
					曝露因子	
論文No.	筆頭著者	年	研究デザイン	メタアナリシスに用いられた論文数	最も摂取量が多い群	最も少ない群
1[29]	Nie JY	2017	症例対照研究またはコホート研究のメタアナリシス	16本	・コーヒー 1~6杯/日 or 毎日 ・茶 毎日 or よく飲む	・コーヒー ほぼ飲まない(1論文だけ1日3杯未満) ・茶 ほぼ飲まない
2[30]	Caini S	2017	症例対照研究またはコホート研究のメタアナリシス	13本	・カフェイン入りコーヒー 3~6杯/日 or 500 mL/日以上 ・ノンカフェインコーヒー 3杯/日 or 250 mL/日以上 ・茶 0.43~4杯/日	・カフェイン入りコーヒー 1杯/日未満 or ほぼ飲まない ・ノンカフェインコーヒー 1杯/日未満 or ほぼ飲まない ・茶 週に3回未満 or ほぼ飲まない
3[31]	Grosso G	2016	横断研究または前向き研究のメタアナリシス	16本	2~6杯以上(またはカフェイン250 mL/日以上)	記載なし
4[32]	Marventan	2016	横断研究、症例対照研究、コホート研究のメタアナリシス	22本	1~7杯/日以上	1杯/日未満 or ほぼ飲まない
5[33]	Thomopou	2015	症例対照研究のメタアナリシス	12本	・コーヒー 2~3杯/日以上 ・茶 4~8杯/日以上	・コーヒー ほぼ飲まない ・茶 ほぼ飲まない
6[34]	Kim YS	2015	横断研究、症例対照研究、コホート研究のメタアナリシス	20本	1~5杯/日以上(1論文だけ8杯以上)	1~2杯/日未満 or ほぼ飲まない(1論文だけ3杯未満)
7	Chen J	2014	コホート研究または症例対照研究のメタアナリシス	10本	1~6杯/日以上	1杯/日未満 or ほぼ飲まない
8[35]	Lee YH	2014	症例対照研究またはコホート研究のメタアナリシス	5本	コーヒー、茶ともに ・コホート研究 4杯/日以上 ・症例対照研究 4杯/日以上	コーヒー、茶ともに ・コホート研究 0杯/日 or 49.4 mL/日 ・症例対照研究 4杯/日未満
9[36]	Qi H	2014	症例対照研究またはコホート研究のメタアナリシス	13本	7杯/日	0杯/日
10[37]	Sheng J	2014	症例対照研究またはコホート研究のメタアナリシス	14本	・コーヒー 3~5杯/日以上 ・茶 2~8杯/日以上	・コーヒー ほぼ飲まない 1杯/日 ・茶 ほぼ飲まない or 2杯/未満
11[38]	Braem MG	2012	コホート研究のメタアナリシス	10か国の調査	・コーヒー 184~1,300 mL/日 ・茶 150~900 mL/日	コーヒー、茶ともに 0杯/日
12[39]	Huxley R	2009	コホート研究のメタアナリシス	20本	・カフェイン入りコーヒー 3~6杯/日 or 500 mL/日以上 ・ノンカフェインコーヒー、茶 3~4杯/日	・カフェイン入りコーヒー 2杯/日未満 or ほぼ飲まない ・ノンカフェインコーヒー、茶 0杯/日

	書誌情報			研究方法		
論文No.	筆頭著者	年	研究デザイン	介入方法	対象者特性	人数
13[40]	McMullen MK	2011	ランダム化比較試験(二重盲検)	介入群:カフェイン入りのコーヒーまたは茶の摂取(カフェイン含有量は67、133、200 mg/回) コントロール群:プラセボ(ノンカフェイン飲料)	日常的にカフェイン入り飲料を摂取している健康な人	12

研究方法 結果因子 メインアウトカム	結果・考察 発症人数	結　果 最も摂取量が多い群 vs 最も少ない群	メモ
潰瘍性大腸炎	3,689	相対危険（95%CI） 〈コーヒー〉 • 全体　0.58（0.33-1.05） • 非喫煙者　0.41（0.22-0.74） • 喫煙者　1.22（0.90-1.65） 〈茶〉 • 全体　0.69（0.58-0.83） • 非喫煙者　0.70（0.58-0.84） • 喫煙者　0.65（0.34-1.25）	• コーヒー、茶ともに喫煙者では有意ではなくなる。 • アルコールとソフトドリンクも見ており、両者とも摂取量が多いと、有意に潰瘍性大腸炎の相対危険が上がる。
皮膚がん（メラノーマ以外）	37,627	相対危険（95%CI） • カフェイン入りコーヒー　0.82（0.75-0.89） • ノンカフェインコーヒー　1.01（0.85-1.21） • 茶　0.88（0.72-1.07）	
うつ病	8,146	相対危険（95%CI） • コーヒー　0.76（0.64-0.91） • 茶　0.70（0.48-1.01）	
メタボリックシンドローム	39,508	相対危険（95%CI） • コーヒー　0.87（0.79-0.96） • 茶　0.83（0.73-0.95）	
小児の白血病（0〜14歳）	3,649	オッズ比（95%CI） • コーヒー　1.57（1.16-2.11） • 茶　0.95（0.79-1.14）	胎児のときの母親の摂取と、小児期の摂取の両方を曝露としている。
認知症	31,479	オッズ比（95%CI） • コーヒー　0.83（0.70-0.98） • お茶　1.00（0.88-1.13）	
咽頭がん	2,803	相対危険（95%CI） • コーヒー　1.47（1.03-2.11） • 茶　1.03（0.66-1.61）	コーヒーは1杯増えるごとにリスク増加。1.22（95%CI 1.04-1.54）
リウマチ	1,279	相対危険（95%CI） • コーヒー　2.43（1.06-5.55, $p=0.036$） • 茶　0.88（0.62-1.24, $p=0.46$）	
パーキンソン病（脳の神経変性疾患）	3,954	相対危険（95%CI） • コーヒーRR 0.68（0.58-0.79）． • 茶　0.61（0.50-0.74）	• コーヒーは3杯以上であれば、相対危険は変わらない。 • お茶の摂取量が2杯/日増えるごとに26%（リスク比 0.74、（95%CI 0.61-0.89））リスクが下がる。
股関節骨折	9,958	相対危険（95%CI） • コーヒー　0.94（0.71-1.17） • 茶　0.84（0.66-1.02）	茶の相対危険は非線形の相関を示す。1〜2杯/日 0.72（0.56-0.88）、2〜3杯/日 0.63（0.32-0.94、3〜4杯/日 0.79（0.62-0.96）
上皮性卵巣がん	1,244	ハザード比（95%CI） • コーヒー　1.05（0.75-1.46） • 茶　1.07（0.78-1.45）	この論文はヨーロッパのがん調査（EPIC）の各国のデータをまとめたもの。
2型糖尿病	21,897	相対危険（95%CI） • コーヒー　0.76（0.69-0.82） • ノンカフェインコーヒー　0.64（0.54-0.77） • 茶　0.84（0.73-0.94）	コーヒーは1杯増えるごとにリスクが7%減少。0.93（95%CI 0.91-0.95）

研究方法		結果		
介入期間	メインアウトカム	介入群（mmHg）	コントロール群（mmHg）	メモ
各1回	短時間（30分後、60分後）の収縮期血圧を、飲む前と比較	• 67 mg　128→136* • 133 mg　127→138** • 200 mg　128→133 *$P<0.05$, **$P<0.01$	プラセボ　134→132	カフェイン含有量は、100 mLあたりコーヒー60 mg、紅茶30 mg。

No.1)、メタボリックシンドローム（No.4）、パーキンソン病（No.9）、2型糖尿病（No.12）でした。コーヒーのみで発症リスクが低かったものは皮膚がん（No.2）、うつ病（No.3）、認知症（No.6）で、お茶のみで発症リスクが低かったものはありませんでした。反対に、コーヒーのみで発症リスクが高かったのが、小児の白血病（No.5）、喉頭がん（No.7）、リウマチ（No.8）でした。

　RCTは、健康な成人がカフェイン入りのコーヒーかお茶を飲んだ後の短時間（30〜60分後）における血圧の変化を見たものでした。ノンカフェインの場合は、血圧は上がらなかったものの、カフェイン含有量が67、133 mg/回では、有意に血圧が上がり、200 mg/回では飲む前と差はなかったようです。

結果から疑問に対する回答を考える

　これらの論文の結果を踏まえて、疑問4「緑茶や紅茶を飲んでいる人に、コーヒーをすすめるべきか？」に対する回答を考えていきましょう。

　この疑問に直接答えるためには、普段、緑茶や紅茶を飲んでいる人にコーヒーを飲んでもらうような介入研究があればよかったのですが、今回はそのような論文を見つけることができませんでした。よって、直接回答することはできません。

　コーヒーをたくさん摂取することは、皮膚がん、メタボリックシンドローム、パーキンソン病、2型糖尿病の発症リスクは下げる可能性がありますが、それはコーヒーだけが特別ではなく、お茶でも似たような結果だったので、コーヒーやお茶といった飲み物で期待できる効果といえそうです。また、効果が見られなかったものもいくつかありました。

　一方、コーヒー、お茶ともに短時間での血圧上昇のリスクも頭の片隅には置いておいたほうがよいかと思います。研究では健康な人を対象に行われていたので、高血圧の人の血圧の変化は定かではなく、現時点では高血圧の人のカフェイン入り飲料の摂取は様子を見ながらすすめたほうがよいかもしれません。また、コーヒーの場合は、妊娠中の母親が飲みすぎることによる小児の白血病の発症リスクが高い可能性があることも頭の片隅に置いておきたいと思います。

対象者への伝え方

保健指導などで、対象者の方に「普段お茶を飲んでいるのだけど、コーヒーのほうがいいのかな？」と聞かれたと想定してみます。筆者であれば、「現時点では、普段お茶を飲んでいる人が、健康のためにコーヒーに切り替えることのメリットはよくわかっていません。普段お茶を飲んでいる方は、今のままお茶を楽しんでもらって大丈夫ですよ」と伝えます。

このテーマの方向性

普段お茶を飲んでいる人が積極的にコーヒーに切り替えると、どれだけの健康効果があるのかは明らかになっていないものと思います。コーヒーやお茶、それぞれ別々に着目している研究から推察することも可能ですが、それは間接的な解釈にすぎない点に要注意です。またそうしたエビデンスを理解するには、また別のPICO（コーヒーを飲む/飲まない、お茶を飲む/飲まない）を設けて調べてみる必要があるでしょう。

ちょっとぉ〜なによ、そのふにゃふにゃした顔は？

いやぁ〜実は、この後、秋山先生と食事に行く約束でしてぇ。今までの御礼だそうですぅ〜

なんですって?! 私の誘いは断ったくせに、なんであんただけいい思いしてんのよ〜〜

いやぁ〜これもセンパイのおかげです！ありがとうございます！

あ゜― 教えて損した!!
今までのこと全部忘れろ!!!

最後の最後で台無しなこといわないでください!!

参 考 文 献

1) 日本肥満学会 編, 肥満症診療ガイドライン2016, ライフサイエンス出版, 2016.
2) 日本糖尿病学会 編著, 糖尿病診療ガイドライン2016, 南江堂, 2016.
3) Navia B, López-Sobaler AM, Villalobos T, et al. Breakfast habits and differences regarding abdominal obesity in a cross-sectional study in Spanish adults : The ANIBES study. PLoS One. 2017 ; 12(11) : e0188828.
4) Zhang L, Cordeiro LS, Liu J, Ma Y. The Association between Breakfast Skipping and Body Weight, Nutrient Intake, and Metabolic Measures among Participants with Metabolic Syndrome. Nutrients. 2017 ; 9 : 384.
5) Smith KJ, Gall SL, McNaughton SA, et al. Lifestyle behaviours associated with 5-year weight gain in a prospective cohort of Australian adults aged 26-36 years at baseline. BMC Public Health. 2017 ; 17(1) : 54.
6) Brikou D, Zannidi D, Karfopoulou E, et al. Breakfast consumption and weight-loss maintenance : results from the MedWeight study. Br J Nutr. 2016 ; 115(12) : 2246-51.
7) O'Neil CE, Nicklas TA, Fulgoni VL 3rd. Nutrient intake, diet quality, and weight/ adiposity parameters in breakfast patterns compared with no breakfast in adults : National Health and Nutrition Examination Survey 2001-2008. J Acad Nutr Diet. 2014 ; 114(12 Suppl) : S27-43.
8) Deshmukh-Taskar P, Nicklas TA, Radcliffe JD, O'Neil CE, Liu Y. The relationship of breakfast skipping and type of breakfast consumed with overweight/obesity, abdominal obesity, other cardiometabolic risk factors and the metabolic syndrome in young adults. The National Health and Nutrition Examination Survey (NHANES) : 1999-2006. Public Health Nutr. 2013 ; 16(11) : 2073-82.
9) Dhurandhar EJ, Dawson J, Alcorn A, Larsen LH, et al. The effectiveness of breakfast recommendations on weight loss : a randomized controlled trial. Am J Clin Nutr. 2014 ; 100 : 507-13.
10) Leidy HJ, Ortinau LC, Douglas SM, Hoertel HA. Beneficial effects of a higher-protein breakfast on the appetitive, hormonal, and neural signals controlling energy intake regulation in overweight/obese, "breakfast-skipping," late-adolescent girls. Am J Clin Nutr. 2013 ; 97(4) : 677-88.
11) Schlundt DG, Hill JO, Sbrocco T, Pope-Cordle J, et al. The role of breakfast in the treatment of obesity : a randomized clinical trial. Am J Clin Nutr. 1992 ; 55 : 645-51.
12) Reeves S, Halsey LG, McMeel Y, Huber JW. Breakfast habits, beliefs and measures of health and wellbeing in a nationally representative UK sample. Appetite. 2013 ; 60(1) : 51-7.
13) Bi H, Gan Y, Yang C, et al. Breakfast skipping and the risk of type 2 diabetes : a

meta-analysis of observational studies. Public Health Nutr. 2015 ; 18 : 3013-9.
14) Kant AK, Graubard BI. Within-person comparison of eating behaviors, time of eating, and dietary intake on days with and without breakfast : NHANES 2005-2010. Am J Clin Nutr. 2015 ; 102 (3) : 661-70.
15) Lazzeri G, Pammolli A, Azzolini E, et al. Association between fruits and vegetables intake and frequency of breakfast and snacks consumption : a cross-sectional study. Nutr J. 2013 ; 12 : 123.
16) American Diabetes Association : Standards of Medical Care in Diabetesd 2018
17) Diabetes Canada Clinical Practice Guidelines Expert Committee : 2018 Clinical Practice Guidelines [Nutrition Therapy]
18) Du H, Li L, Bennett D, et al. ; China Kadoorie Biobank study. Fresh fruit consumption in relation to incident diabetes and diabetic vascular complications : A 7-y prospective study of 0.5 million Chinese adults. PLoS Med. 2017 ; 14 (4) : e1002279.
19) Tanaka S, Yoshimura Y, Kawasaki R, et al. Japan Diabetes Complications Study Group. Fruit intake and incident diabetic retinopathy with type 2 diabetes. Epidemiology. 2013 ; 24 (2) : 204-11.
20) Zhu Y, Zhang Y, Ling W, et al. Fruit consumption is associated with lower carotid intima-media thickness and C-reactive protein levels in patients with type 2 diabetes mellitus. J Am Diet Assoc. 2011 ; 111 (10) : 1536-42.
21) Hegde SV, Adhikari P, M N, D'Souza V. Effect of daily supplementation of fruits on oxidative stress indices and glycaemic status in type 2 diabetes mellitus. Complement Ther Clin Pract. 2013 ; 19 (2) : 97-100.
22) Christensen AS, Viggers L, Hasselström K, Gregersen S. Effect of fruit restriction on glycemic control in patients with type 2 diabetes—a randomized trial. Nutr J. 2013 ; 12 : 29.
23) 厚生労働省：平成28年「国民健康・栄養調査」
24) 編集 日本腎臓学会：エビデンスに基づくCKD診療ガイドライン，東京医学社
25) 国立研究開発法人国立健康・栄養研究所：「健康食品の有効性・安全性情報」 https://hfnet.nibiohn.go.jp/（閲覧日2018年3月31日）
26) Miyamoto M, Matsuzaki K, Katakura M, et al. Oral intake of encapsulated dried ginger root powder hardly affects human thermoregulatory function, but appears to facilitate fat utilization. Int J Biometeorol. 2015 ; 59 (10) : 1461-74.
27) Gregersen NT, Belza A, Jensen MG, Ritz C, et al. Acute effects of mustard, horseradish, black pepper and ginger on energy expenditure, appetite, ad libitum energy intake and energy balance in human subjects. Br J Nutr. 2013 Feb 14 ; 109 (3) : 556-63.
28) Mansour MS, Ni YM, Roberts AL, et al. Ginger consumption enhances the thermic effect of food and promotes feelings of satiety without affecting metabolic and hormonal parameters in overweight men : a pilot study. Metabolism. 2012 ; 61 (10) : 1347-52.
29) Nie JY, Zhao Q. Beverage consumption and risk of ulcerative colitis : Systematic review and meta-analysis of epidemiological studies. Medicine (Baltimore). 2017 Dec ; 96 (49) : e9070
30) Caini S, Cattaruzza MS, Bendinelli B, et al. Coffee, tea and caffeine intake and the risk of non-melanoma skin cancer : a review of the literature and meta-analysis. Eur J Nutr. 2017 ; 56 (1) : 1-12.
31) Grosso G, Micek A, Castellano S, et al. Coffee, tea, caffeine and risk of depression : A systematic review and dose-response meta-analysis of observational studies. Mol Nutr Food Res. 2016 ; 60 : 223-34.

32) Marventano S, Salomone F, Godos J, et al. *Coffee and tea consumption in relation with non-alcoholic fatty liver and metabolic syndrome: A systematic review and meta-analysis of observational studies.* Clin Nutr. 2016; 35: 1269-1281.
33) Thomopoulos TP, Ntouvelis E, Diamantaras AA, et al. *Maternal and childhood consumption of coffee, tea and cola beverages in association with childhood leukemia: a meta-analysis.* Cancer Epidemiol. 2015; 39(6): 1047-59.
34) Kim YS, Kwak SM, Myung SK. *Caffeine intake from coffee or tea and cognitive disorders: a meta-analysis of observational studies.* Neuro epidemiology. 2015; 44: 51-63.
35) Lee YH, Bae SC, Song GG. *Coffee or tea consumption and the risk of rheumatoid arthritis: a meta-analysis.* Clin Rheumatol. 2014; 33(11): 1575-83.
36) Qi H, Li S. *Dose-response meta-analysis on coffee, tea and caffeine consumption with risk of Parkinson's disease.* Geriatr Gerontol Int. 2014; 14(2): 430-9.
37) Sheng J, Qu X, Zhang X, et al. *Coffee, tea, and the risk of hip fracture: a meta-analysis.* Osteoporos Int. 2014; 25(1): 141-50.
38) Braem MG, Onland-Moret NC, Schouten LJ, et al. *Coffee and tea consumption and the risk of ovarian cancer: a prospective cohort study and updated meta-analysis.* Am J Clin Nutr. 201; 95(5): 1172-81.
39) Huxley R, Lee CM, Barzi F, et al. *Coffee, decaffeinated coffee, and tea consumption in relation to incident type 2 diabetes mellitus: a systematic review with meta-analysis.* Arch Intern Med. 2009; 169(22): 2053-63.
40) McMullen MK, Whitehouse JM, Shine G, Towell A. *Habitual coffee and tea drinkers experienced increases in blood pressure after consuming low to moderate doses of caffeine; these increases were larger upright than in the supine posture.* Food Funct. 2011; 2(3-4): 197-203.

おわりに

　本書を最後まで読んでいただき、ありがとうございました。
　EBNや栄養疫学は学者や研究者だけのものではなく、むしろ、私たち現場で働く管理栄養士・栄養士が実践しなくては、意味のない学問領域です。しかし、今までのEBNや栄養疫学の本は、どちらかというと、研究者や大学院をめざすような人向けで、学生時代にEBNや疫学に触れる機会のなかった方には難しい内容が多かったように思います。そこで、現場で働いている方や、今までほとんどこの領域に馴染みのなかった方にこそ読んでもらうべく、本書を執筆しました。本書を読むことで、EBNや栄養疫学領域への最初の一歩を踏み出し、実践で使えることを実感していただき、知れば知るほどおもしろい分野であることを感じていただけたら、とても嬉しいです。

　また本書に興味をもってくださった方、ぜひ次の書籍やWebサイトもご覧ください。恩師の佐々木敏先生の書籍、および冒頭の謝辞でも紹介した今村先生と児林先生のWebコラムです。

〈書籍〉
- 同文書院『わかりやすいEBNと栄養疫学』(佐々木敏先生著)
- 女子栄養大学出版部 「佐々木敏のデータ栄養学のすすめ」(佐々木敏先生著)

〈Webコラム〉
- 医学書院 「栄養疫学者の視点から」(今村文昭先生著)
  https://www.igaku-shoin.co.jp/paperSeriesDetail.do?id=169
- National Geographic 「研究室に行ってみた」(今村文昭先生インタビュー)
  https://natgeo.nikkeibp.co.jp/atcl/web/18/101700018/
- FOOCOM.NET 「食情報、栄養疫学で読み解く！」(児林聡美先生著)
  http://www.foocom.net/category/nutrepi/

　EBNや栄養疫学は奥が深い学問領域です。栄養疫学領域で業績を残してきた諸先生方の足跡、そして本書を通じて得た知識をより深めていっていただければ幸いです。

最後になりましたが、私も現場で働く管理栄養士の一人として、栄養に携わる仕事がもっともっと楽しくなるように！　私たちの仕事によって患者さんや対象者の方などまわりの人がもっともっとハッピーになるように！　みなさんといっしょに勉強を続けていきたいと思っています。どこかでお会いしたらお気軽に声をかけてください。EBNの実践や、栄養業務について、いろいろ語りましょう！

2019年2月

佐々木由樹

索引

あ

一次情報 114
因果関係 47
後ろ向き症例対照研究 53
打消し表示 18
栄養疫学研究 42
疫学 42
疫学研究 42
エビデンス 34
エビデンスレベル .... 35、37
横断的研究 47
オッズ比 107
思い出しバイアス .... 55、75

か

回帰係数 100
回帰直線 100
回帰分析 100
回顧的症例対照研究 53
カイ二乗検定 99
介入研究 .... 42、55、145
科学的根拠（科学的エビデンス）.... 2、35、164
学術論文 65
過小評価 85
過大評価 85
学会発表 65
カットオフポイント 86
簡易型自記式食事歴法質問票（BDHQ）... 71
観察研究 42
観察者バイアス 73
記述疫学 .... 43、141
記述疫学研究 43
強調表示 18
クインタイル 84
クオータイル 84
クォンタイル 84
傾向 102
原著論文 114
交絡因子 48
交絡バイアス 67
コクランレビュー .... 151、195
国立健康・栄養研究所 112
コックスモデル 103
五分位数 84
コホート研究 .... 49、144
根拠 .... 2、34
コンセンサス 38
コンプライアンス 178

さ

最頻値 85
サブグループ解析 166
三重盲検 74
三段論法 25
散布図 45

225

サンプル 90
三分位数 84
自記式食事歴法質問票（DHQ）................ 71
システマティックレビュー .... 60、147
質問者バイアス 75
四分位数 84
重回帰分析 103
従属変数 100
出版バイアス 178
情報バイアス .... 70、73、75
症例対照研究 .... 53、144
症例報告 40
診療ガイドライン 112
推奨グレード 37
スピアマンの順位相関係数 105
生態学的研究 45
正の相関 46
説明変数 100
前後比較試験 56
相関 .... 46、104
相関係数 .... 46、104
相対リスク 105
測定誤差 70

た

タータイル 84
対応のある t 検定 97
妥当性の検討 72
多変量回帰分析 103
単盲検 73
中央値 .... 80、84
独立変数 100
トレンド 102
トレンド検定 102

な

二次情報 114
二重盲検 74
日本人の食事摂取基準 112

は

バイアス 150
曝露群 49
ハザード比 .... 51、107
外れ値 82
パーセンタイル 84
パブリケーションバイアス 178
比 105
ピアソン相関係数 104
ヒストグラム 81
非曝露群 49
批判的吟味 32
百分位数 84
標準誤差 91
標準偏差（SD）............................. 80、85
標本 90
非ランダム化（割付）比較試験 .... 43、56
比例ハザードモデル 103
フォレストプロット .... 64、149
負の相関 46
プラセボ 24
プロットする 45
分位数 84
分散分析 101
分析疫学 43
分布 80
平均値 .... 80、83、84
平均への回帰 146
ベースライン調査 49

偏差値	89
母集団	90

ま

孫引き	161
マスキング	73
メタアナリシス	60、147
盲検化	60
目的変数	100

や

有意	94
有意差	94

ら

ランダム（化割）付比較試験（RCT）	43、56
リスク比	105
ロジスティック回帰分析	103

わ

ワイルドカード検索	172

欧文・数字

ANOVA（analysis of variance）	101
BDHQ（brief-type self-administered diet history questionnaire：簡易型自記式食事歴法質問票）	71
DASH食（Dietary Approaches to Stop Hypertension）	57、98
DHQ（self-administered diet history questionnaire：自記式食事歴法質問票）	71
Dunnett法	102
EBM（Evidenced based nutriton）	2、3、164
EMBASE	63
Evidence-biased medicine	191
Google Scholar	115
Library	63
MEDLINE	63
Mesh（Medical Subjest Headings）	158
P値	94
PICO	165
PubMed	115、117、158
RCT（randomized controlled trial：ランダム化比較試験）	56
SD（standard deviation：標準偏差）	85
SE（standard error）	91
t検定	97
Tukey法	102
χ^2検定	99
95％信頼区間（95％CI；95％ confidence interval）	92

著者紹介

佐々木由樹（ささきゆき） 管理栄養士，公衆衛生学修士（MPH）

2002年　女子栄養大学栄養学部卒業
2014年　東京大学大学院医学系研究科公共健康医学専攻修士課程修了
現　在　（株）リンクアンドコミュニケーション事業開発マネージャー
　　　　（株）創健ピーマップ代表取締役

NDC498　235p　21cm

管理栄養士・栄養士のための　やさしく学べる！ＥＢＮ入門
〜健康情報・栄養疫学の理解と実践にむけて〜

2019年2月22日　第1刷発行

著　者　佐々木由樹（ささきゆき）
発行者　渡瀬昌彦
発行所　株式会社　講談社
　　　　〒112-8001　東京都文京区音羽2-12-21
　　　　　販　売　(03)5395-4415
　　　　　業　務　(03)5395-3615
編　集　株式会社　講談社サイエンティフィク
　　　　代表　矢吹俊吉
　　　　〒162-0825　東京都新宿区神楽坂2-14　ノービィビル
　　　　　編　集　(03)3235-3701

本文データ制作
カバー・表紙印刷　株式会社双文社印刷
本文印刷・製本　　株式会社講談社

落丁本・乱丁本は，購入書店名を明記のうえ，講談社業務宛にお送りください．送料小社負担にてお取替えします．なお，この本の内容についてのお問い合わせは講談社サイエンティフィク宛にお願いいたします．定価はカバーに表示してあります．

© Yuki Sasaki, 2019

本書のコピー，スキャン，デジタル化等の無断複製は著作権法上での例外を除き禁じられています．本書を代行業者等の第三者に依頼してスキャンやデジタル化することはたとえ個人や家庭内の利用でも著作権法違反です．

[JCOPY]〈(社)出版者著作権管理機構　委託出版物〉
複写される場合は，その都度事前に(社)出版者著作権管理機構（電話03-3513-6969，FAX 03-3513-6979，e-mail：info@jcopy.or.jp）の許諾を得てください．

Printed in Japan

ISBN978-4-06-513450-4